MONIKA DITTOMBÉE

Schattenschicksale

MONIKA DITTOMBÉE

Schatten-schicksale

Lebenswege der Kriegskinder aus verbotenen Beziehungen – Geschichten des Überlebens

KÖSEL

MIX
Papier | Fördert gute Waldnutzung
FSC
www.fsc.org
FSC® C014496

Penguin Random House Verlagsgruppe FSC® N001967

Neumarkter Str. 28, 81673 München
produktsicherheit@penguinrandomhouse.de
(Vorstehende Angaben sind zugleich
Pflichtinformationen nach GPSR)

Umschlag: zero-media.net
Umschlagmotiv: © Studio MPM / getty images
Alle Bilder im Innenteil wurden aus dem Privatbesitz
der Protagonist*innen zur Verfügung gestellt.
Schmuckelemente: Adobe Stock: S. 15–16, 42, 64, 96, 123–124, 128, 160, 198 (Olex Runda), S. 16, 42, 64, 96, 124, 128, 160, 198 (stockpics)
Satz: Satzwerk Huber, Germering
Druck und Bindung: GGP Media GmbH
Printed in Germany
ISBN 978-3-466-37354-3

www.koesel.de

Inhalt

Teil Zwei: Das Erbe der Vergangenheit

Vorwort

Jeden Tag laufe oder fahre ich an einer Sitzbank vorbei. Scheinbar eine völlig normale Bank. Doch vor einiger Zeit hat dort jemand ein metallenes Schild mit einem eingravierten fröhlichen Vögelchen angebracht. Der Vogel sieht hübsch und mutig aus, von der Bank blickt man auf eine friedliche Landschaft: geschwungene Hügel, Wiesen, Felder, eine Au. Diese Bank ist sehr idyllisch postiert, fast zu jeder Jahreszeit lassen sich dort die Spaziergänger nieder, genießen bei gutem Wetter die Aussicht. Der fröhliche Vogel, der bleibt. Niemand weiß, wer diese Gravur gefertigt und angebracht hatte und aus welchem Grund, doch ich stelle mir vor, dass dieser Jemand Freude verbreiten wollte. Doch schon wenn ich ein paar hundert Meter weiter laufe, lande ich in einem gedanklichen Parallel-Universum. Dort steht ein Gedenkstein, mit den letzten Worten eines Sohnes an seine Eltern:

»Wir werden die letzten Opfer dieses Krieges sein,
und auch umsonst, wie so viele Gefallene.«*
Matrose Fritz Wehrmann, 26 Jahre
Obergefreiter Martin Schilling, 22 Jahre
Marinefunker Alfred Gail, 20 Jahre
Zwei Tage nach der Kapitulation am 10. Mai 1945 von
NS-Marinekriegsrichtern wegen »schwerer Fahnenflucht«
zum Tode verurteilt und an Bord des Begleitschiffes *Buea* vor
Norgaardholz erschossen.

»Aber glaubt mir, ich bin kein Verbrecher, wenn man mir auch jetzt die Ehre genommen hat. Ich habe es lediglich getan, nachdem der Krieg ja aus war, und um Euch dann beschützen zu können.«*

*Aus dem Abschiedsbrief von Alfred Gail an seine Eltern.

Jedes Mal, wenn ich an diesem Gedenkstein vorbeilaufe, bleibe ich stehen, lese die Zeilen und spüre einen Schauer. Was für grauenhafte Zeiten, in denen ein Menschenleben nichts zählte.

Der Gedenkstein wird gepflegt, stets stehen dort frische Blumen und Friedhofslichter. Eine hölzerne Sitzgruppe mit bester Aussicht auf die Ostsee und das gegenüberliegende Dänemark lädt zur Pause ein, zum Verweilen, zum Nachdenken. Seit 80 Jahren ist der Zweite Weltkrieg vorbei, doch die Wunden klaffen weiter. Wir laufen nie über unschuldigen Boden. Immer schon tobten Schlachten, Kämpfe, Kriege, gleich um die Ecke. Manchmal reißt uns ein Mahnmal aus dem gegenwärtigen Moment, zurück in die Vergangenheit. Wir können uns gar nicht genug erinnern, auf welche Art und Weise auch immer.

Auch davon wird dieses Buch handeln, das aus einer journalistischen Auftragsgeschichte heraus entstand. Niemals hätte ich zum damaligen Zeitpunkt gedacht, dass ich mehrere weitere Monate mit diesem Thema verbringen würde, voller Informationsdrang und Freude darüber, dass aus diesem bislang kaum beleuchteten Thema wirklich ein Buch werden könnte. Die Protagonisten, über die ich schreibe, haben es verdient, dass ihnen mehr Aufmerksamkeit zuteil wird.

In diesem Buch geht es um Kinder, die aus »unerwünschten Beziehungen« stammen. Eine Liaison »mit dem Feind«, wie es in der menschenverachtenden Propaganda des Nazi-Regimes hieß, galt als Schande. Ob es sich um das Verhältnis einer deutschen Frau zu einem französischen Soldaten oder zu einem griechischen Zwangsarbeiter handelte: Dieser »Verrat«, diese »Sünde« wurde hart bestraft, in nicht wenigen Fällen erfolgten Hinrichtungen. Von der Gesellschaft wurden die Mütter diffamiert, verachtet und ausgegrenzt, selbst in der eigenen Familie. Die Kinder, so sie denn nicht abgetrieben, ausgesetzt oder weggegeben wurden, wuchsen in dem Gefühl auf, dass mit ihnen etwas nicht stimme. Viele von ihnen mussten während und nach dem Zweiten Weltkrieg versteckt und verleugnet werden, und ihre wahre Identität blieb ihnen selbst lange verschleiert. Von Geburt an waren diese Kinder mit einem Tabu belegt. Über ihre Herkunft wurde in den Familien auch im Nachkriegsdeutschland nicht gesprochen, daran erinnerte man sich einfach nicht. Teilweise hält das verzagte Schweigen bis heute an, aus Scham oder Angst vor Diskriminierung. Stammt man etwa aus einer Familie mit einem jüdischen Elternteil, wirkt die Angst um das eigene Leben nicht banal, sondern sehr real. Dennoch existieren sie, diese Kinder des Krieges.

»Children born of war«, dieser Begriff schließt alle ein, die während des Zweiten Weltkriegs oder während der folgenden Besatzungsjahre gezeugt wurden. Alle Erzähler in diesem Buch gehören zu diesen einst unerwünschten Kindern. Trotz unterschiedlicher Herkunft weisen ihre Geschichten einige Gemeinsamkeiten auf. Sie spürten schon in der Kindheit ein seltsames Gebaren ihnen gegenüber. Getuschel, seltsame Blicke, plötzliches Schweigen, wenn das Gespräch auf ein brenzliges Thema kam. Oder sie hörten Schimpfworte wie »Russenbalg«, »Bankert« oder »Moffe« zufällig im Vorbeigehen oder in der Schule, ohne zu wissen, was diese Begriffe bedeuten sollten. Doch das Gefühl der Abgrenzung war für sie direkt spürbar.

Sie fühlten sich fremd, wurden von Spielen mit anderen Kindern ausgeschlossen. Sie trugen falsche Nachnamen – häufig den des neuen und deutschen Vaters –, da ihr Dasein verschleiert werden musste. Sie lauschten nachts an Küchentüren, um etwas über sich zu erfahren, wenn etwa in der Küche die Verwandten saßen und geweint oder geschimpft wurde, über diesen unbekannten Vater. Was richten diese Heimlichkeiten in einer kindlichen Seele an? Die sehr wohl wahrnimmt, wenn etwas nicht stimmt? Wie kann trotz Lücken in der Biografie das Herausbilden einer Identität und das Reifen eines gesunden Selbstbewusstseins gelingen? Welche Rolle spielt Resilienz und wie lässt sich diese innere Stärke vertiefen? Diesen Fragen wollte ich nachgehen. Ich glaube, eine universelle Bedeutung darin zu erkennen, etwas zutiefst Menschliches: Wie wir wachsen und gedeihen können, trotz denkbar ungünstiger Umstände.

Denn kein Schicksal ist fest gemeißelt. Im Monumentalfilm *Lawrence of Arabia* aus dem Jahr 1962 heißt es an einer Stelle: »Nichts steht geschrieben«. Obwohl ich selbst so gerne schreibe, Dinge festhalten will und gedruckte Bücher so sehr wertschätze, gefällt mir zugleich die Vorstellung, dass jederzeit eine Korrektur erfolgen kann. Durch Menschen, die ihr Schicksal selbst bestimmen und keiner Norm folgen. Die Befehle nicht im blinden Gehorsam ausführen. Die sich nicht ängstlich verstecken lassen, sondern Mittel und Wege finden, unsinnige oder verbrecherische Gesetze zu umgehen. Die an ihren eigenen Willen glauben und diesen so weit wie möglich ausgestalten. Auch darum geht es in diesem Buch. Wie man Widerstände aushält und überwindet, in dem man sich selbst nicht aufgibt.

Eine weitere Gemeinsamkeit der Erzähler: diese schmerzhafte Sehnsucht nach dem unbekannten Vater, der in der Fantasie oft zu einem Retter, einem Erlöser hochstilisiert wurde. Der »echte« Vater würde eines Tages erscheinen und jede Wunde heilen, jedes Problem lösen, so die Hoffnung. Begleitet vom gleichzeitigen Gefühl eines Mangels, einer Lücke im Leben: »Wer ist mein Vater?«, »Was war er für ein Mensch?« und auch: »Warum hat er mich im Stich gelassen?«. Diesen Kindern wurde es verboten, derartige Fragen zu denken, geschweige denn, sie auszusprechen. Das eiserne Schweigen der Mütter hielt jahrzehntelang. In der Mehrheit der erzählten Fälle kamen erst nach dem Tod der Mutter durch Funde im Nachlass oder durch Verwandte, die sich auf einmal erinnern konnten, winzige Details an die Oberfläche. Für diese Kinder wurde jeder Schnipsel aus der Erinnerung bedeutsam. Ein Vorname, ein Foto, ein Brief oder eine handschriftliche Notiz glichen einem Goldschatz.

Noch eine weitere Gemeinsamkeit der Biografien zeigt sich in diesem Buch: Fünf der sechs »verbotenen« Kinder machten sich in ihrem mittleren Lebensalter auf die beschwerliche Suche nach dem leiblichen Vater, quer durch Europa. Auch wenn anfangs nur ein Vorname bekannt war. Es braucht wenig Fantasie, sich vorzustellen, wie kompliziert sich eine Suche mit so wenigen Anhaltspunkten gestalten kann. Es wurden Standesämter angefragt, Archive und Kirchenbücher durchforstet, Todeslisten studiert, alte Zeitungen gelesen, Übersetzer engagiert, Friedhöfe durchkämmt, verbunden mit den bangen Fragen: Werde ich überhaupt fündig? Wenn ja, wen finde ich? War er Täter oder Opfer? Bin ich überhaupt willkommen, wenn ich seine Familie kontaktiere?

Die Suche der erwachsenen Kinder in diesem Buch dauerte Jahre bis Jahrzehnte. Dafür braucht es nicht nur Disziplin und Durchhaltevermögen, sondern auch ein dickes Fell, um diese Geduldsprobe über lange Zeit hinweg auszuhalten. Ebenso kostet diese emotionale Achterbahnfahrt einfach Kraft. Misserfolg ist in jedem Stadium eine reale Möglichkeit: Absagen, amtliche Sackgassen oder gar Ablehnung, wenn eine Begegnung konkret wurde. »Ich wurde vom Hof gejagt«, dieser Satz taucht in einem der Kapitel auf und hier stellt sich die Frage, wie man mit der Wiederholung des kindlichen Dramas der Unerwünschtheit als Erwachsener neu umgeht.

Warum kann eine abwesende, fast spurlos verschwundene Person, die nichts zum eigenen Aufwachsen beigetragen hatte, derartig wichtig werden, dass man darüber die eigenen Kinder fast vergisst? »Obsession«, lautet eine Antwort in diesem Buch. Die Suche entwickelt eine Eigendynamik, einen Sog zurück in die Vergangenheit. Zurück zu den Wurzeln. Welches Grundbedürfnis verbirgt sich hinter dieser Suche? Der Wunsch nach Sicherheit, nach Geborgenheit, nach Zugehörigkeit. Auch Pragmatismus spielt eine Rolle, wenn man über 50 Prozent der eigenen Gene nichts weiß, aber mehr erfahren möchte, um sich etwa über Erbkrankheiten oder genetisch relevante Vorbelastungen aus der väterlichen Linie zu informieren. Auch diese Faktoren spielen eine Rolle, um sich selbst im Leben besser zu verorten. Neben all diesen Gründen gewinnt seit einiger Zeit ein neues Thema an Bedeutung: die vielen Geheimnisse der transgenerationalen Traumata, also die unbewusste Weitergabe oder gar Wiederholung von Verhaltensweisen, wie sie die Vorfahren erlebt haben, die sich auch in der nächsten oder übernächsten Generation zeigen.

Transgenerationale Traumata werden seriös und sehr behutsam von interdisziplinären Wissenschaften erforscht. In Teilen stehen die Forscher vor dem gleichen Dilemma wie ein Nachkomme ohne Vater: Sie wissen, dass diese Dinge existieren. Zu viele Fallgeschichten belegen die Notwendigkeit, dieses Thema intensiver zu durchleuchten, auch wenn der endgültige Beleg sich nicht komplett in einer Kausalitäts-Kette aus »Information plus Beweis« abbilden lässt. Zumindest liefert dieses weite Themenfeld eine Erklärung dafür, warum sich die Kriegskinder – und auch die Kriegsenkel-Generation – so häufig mit seltsamen Gefühlen und Reaktionen konfrontiert fühlen, ohne einen treffenden Grund dafür aus dem eigenen Leben heraus benennen zu können. Es könnte sich um vererbte Gefühle der Eltern oder Großeltern handeln, die man unbewusst und ungewollt neu durchlebt. Biologische Forschungen – Stichwort Epigenetik – weisen auf mögliche genetisch abgespeicherte Erfahrungen und Zusammenhänge hin.

Neben den reichhaltigen wissenschaftlichen Erkenntnissen fesseln mich die individuellen Erzählungen, die Schlüsselsätze, die Wendepunkte und Zufälle, die ein Leben prägen. Darüber schwebt übergeordnet die Frage: wie sehr lässt sich ein eigenständiges Leben fernab von Dogmen, Rollenmustern und Zuschreibungen gestalten? Ich habe diesen erzählenden Personen sehr gerne zugehört. Ich habe mitgebangt, mitgefiebert, mitgelitten beim Zuhören. Es wird auch um die deutsche Erinnerungskultur gehen. Die offiziellen Gedenktage, die Mahnmale, die Gedenksteine, die Kranzniederlegungen, all das zeremonielle, offizielle Gedenken. Diese Rituale sind immens wichtig gegen das Vergessen. Doch neben dem kollektiven Gedenken sollten wir auch in unserem Mikro-Umfeld, in den eigenen Familien nachbohren und den Menschen zuhören, die diese existenziellen Erfahrungen, bedingt durch den Zweiten Weltkrieg, selbst erlebt und deren Folgen überlebt haben. Mit diesem Wissen können wir stärker werden. Für die eigenen Kinder, die Enkel und die Kinder der Enkel. Und alle danach Kommenden ebenso. Fangen wir damit an.

Teil Eins:
Kindheit im Schatten

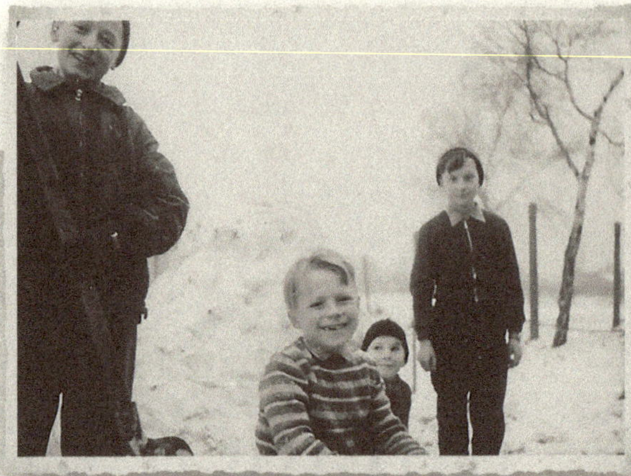

Im Lager gab es auch unbeschwerte Momente:
Jack-Peter ist mittig zu sehen

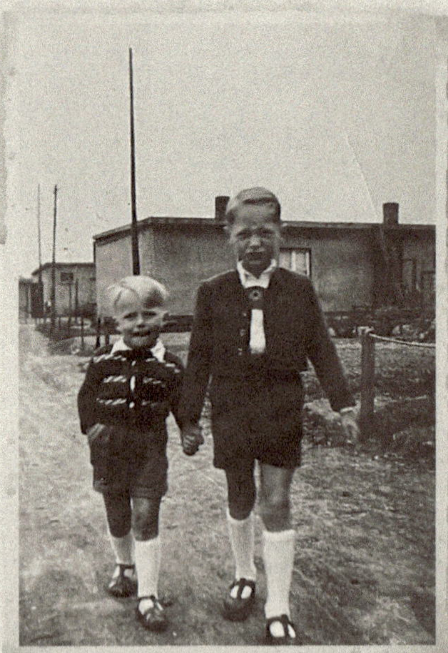

Jack-Peter, rechts,
mit seinem Halbbruder

Aufgewachsen im Lager: »Erst als älterer Mensch bin ich darauf gekommen, diesen Narben aus der Kindheit ihren Raum zu geben.«

JACK-PETER KURBJUWEIT, GEBOREN 1945

Am schlimmsten waren die Latrinen. Mehrere Baracken teilten sich eine Latrinenanlage, die etwa 50 Meter hinter den Gebäuden lag. Allein der Gang dahin löste Ängste aus. Was, wenn man hineinfällt? Oder von einem Monster heruntergezogen wird? Niemand wusste, was unten in der Tiefe alles waberte oder was da unten lebte. Lauter negative Gefühle für ein Kind, das ohnehin schon unter schwierigen Bedingungen aufwuchs. Den Grusel spürt er bis heute, ebenso wie er den Gestank der Latrinen noch riechen kann, der ihm schon aus meterweiter Entfernung in die Nase kroch.

Jack-Peter Kurbjuweit wurde 1945 im Flüchtlingslager Salzgitter-Watenstedt in Niedersachsen geboren, einem ehemaligen Arbeitslager. Etwa 15 000 Flüchtlinge lebten beengt in den Baracken und arbeiteten in der Stahlproduktion der ehemaligen Reichswerke Hermann Göring, die nach dem Krieg in die staatliche Salzgitter AG umgewandelt wurde. Umgeben von Krankheiten und Gewalt wuchs Jack-Peter Kurbjuweit mit seiner Mutter, zwei jüngeren Halbgeschwistern und dem vermeintlichen Vater auf. Sie lebten in einer Steinbaracke mit einem Ofen für Sägespäne und einem gemauerten Herd mit Backofen, der mit Kohle erhitzt wurde. Eine Zinkwanne für das Baden an jedem Samstag gab es auch. Das Wasser wurde auf dem Herd erhitzt. Falls die Baracken Wasserleitungen hatten, dann nur für kaltes Wasser. Seine Mutter arbeitete als Sekretärin, sein Vater in drei Schichten im Stahlwerk.

1952 wurde eine Schule im Lager Salzgitter-Watenstedt eröffnet. Jack-Peter gehörte zum ersten Jahrgang. Die Lehrer waren zumeist ehemalige Soldaten, das Lernen erfolgte auch unter dem Einsatz des Rohrstocks. Auch das Elternhaus bot ihm wenig Schutz. Im Gegenteil. Er erzählt: »Dieser Mann hat nie gelacht. In meiner Gedankenwelt hatte er seine Wehrmachtsuniform nie ausgezogen. Dieser Kurbjuweit, von dem ich glaubte, er sei mein Vater, und der mich prügelte. Mit allem, was er in die Hände bekam. In der düsteren Welt meiner Eltern hatte ich die Arschkarte gezogen«. Für den Jungen existierte nichts Positives in diesen beiden Mikrokosmen Schule oder Familie. Die Lehrer waren ähnlich hartherzig und streng wie der Vater. In der Schule schmerzte der Rohrstock, zu Hause setzte es wieder Prügel. Ein doppeltes Minenfeld.

Als Jack-Peter 13 Jahre alt war, verschwand seine Mutter plötzlich über Nacht. Wohl geflüchtet vor den Schlägen ihres Mannes, eines ehemaligen »Tapferkeitssoldaten«. Für den jungen Jack-Peter ein Drama, eine schwindelerregende Verlorenheit. Die Mutter war sein emotionaler Anker gewesen. Nun war sie verschwunden, ohne ihn. Er fühlte Verlassenheit, Einsamkeit und eine totale innere Zerstörung. Zu seinem vermeintlichen Vater hatte er nie eine innige oder gar liebevolle Beziehung aufbauen können. Immerhin durfte er in dieser Zeit zum Trost einen zugelaufenen Hund behalten. Bald darauf wurde er zu einer sechswöchigen Kinderkur in den Schwarzwald geschickt. Diese Möglichkeit existierte für besonders magere Kinder, um sie in einer Kur in Süddeutschland wieder aufzupäppeln. Diejenigen Kinder, die etwas mit den Bronchien hatten, kamen in Heime an die Ost- und Nordsee.

Nach seiner Rückkehr war der Hund verschwunden, dafür war eine fremde Frau mit zwei Töchtern in die steinerne Baracke eingezogen. »Das sei unsere neue Mutter, so wurde mir erklärt. In einigen Tagen würden wir das Lager verlassen und gemeinsam in eine neue, richtige Wohnung umziehen. Die Lager wurden Baracke für Baracke aufgelöst. In Salzgitter wurde viel gebaut, die Flüchtlinge bekamen neue Wohnungen zugewiesen. Doch mit diesen plötzlich aufgetauchten Fremden wollte ich nicht mitgehen. Im Lager hatte ich wenigstens meine Clique und Freunde. Aber heulend, in tiefem Schmerz, musste ich mit denen umziehen. Ich versuchte, mich auf die neue Situation einzustellen. Ich konnte mich aber nicht an diese neue Frau und die mitgebrachten Kinder gewöhnen. Während eines Streits – ich hatte mich schützend vor meinen jüngeren Halbbruder gestellt, als die mitgebrachten Mädchen ihn ärgerten – schrie diese Frau mich an: ›Was willst du denn? Du gehörst hier überhaupt nicht dazu! Das ist doch gar nicht dein Vater.‹ Ich war wie vor den Kopf gestoßen. Mein Vater ist nicht mein Vater. Was sollte das heißen«?[1]

Für welches Kind würde an dieser Stelle nicht eine Welt zusammenbrechen, wenn alle Gewissheiten verlorengehen? Erst verschwand die Mutter, dann löste sich auch die Vaterfigur im Nichts auf. Was richtet dies mit einer Kinderseele an, die starke Wurzeln zum Wachsen und Gedeihen braucht?

Jack-Peter handelte pragmatisch. Er flüchtete zu seiner Großmutter Anna, die in der Nähe von Salzgitter lebte. Erst von ihr erfuhr er, dass sein leiblicher Vater ein Grieche sei, mit dem sich seine Mutter gegen Ende des Zweiten Weltkriegs verlobt hatte. In den Tagen der Vertreibung verlor sie jedoch den Kontakt zu ihrem Verlobten. Sie ließ ihn über das Rote Kreuz suchen, doch er galt als vermisst, habe die Vertreibung wohl nicht überlebt, so hieß es. Die Mutter hatte erst im Lager 1947 einen anderen Mann geheiratet. Der Ehemann, Ernst Kurbjuweit, adoptierte ihren Sohn Jack-Peter.

Wer war nun dieser unbekannte Vater? Fragezeichen im Kopf des Jungen. Er erfuhr, dass seine Mutter Edeltraut, genannt Traudel, bereits vor der Ankunft im Lager schwanger mit ihm war. Mit Baby im Bauch wurde sie im Sommer 1945 von jetzt auf gleich aus dem Sudetenland vertrieben, so wie bis zu drei Millionen Deutsche. Sie bekam einen Brief, geschrieben auf Deutsch und Tschechisch, sie solle am nächsten Morgen am Bahnhof in Teplice, ehemals Teplitz-Schönau, erscheinen. Dazu erhielt sie eine Liste mit Gegenständen, die sie mitnehmen durfte, und den Ort, wo sie Wohnungsschlüssel und Wertgegenstände zu hinterlegen habe. Von heute auf morgen. Wie es ihr gelang, das Lager Salzgitter-Watenstedt zu erreichen, bleibt unklar.

Jack-Peter Kurbjuweit besitzt ein Foto von ihr, auf dem sie wie eine strahlende junge Mutter aussieht, glücklich neben ihrem neugeborenen Baby, ganz in Weiß, auf dem Bett ausgestreckt. Die Aufnahme suggeriert Normalität, in einer Zeit und in einer Umgebung, in der ein »Normal« schlicht nicht existierte. Doch das Glück über ihr Baby überstrahlt die Umstände jener Zeit. Im Gespräch sagt er dazu:

»Was muss das für ein Druck für sie gewesen sein, das eigene Kind über Jahre hinweg anzulügen. Es waren immer die Frauen, die so viel zu tragen hatten und dies aushielten mussten. Das Nazi-Bild der idealen deutschen Frau klang in dieser Überlebenskraft noch nach. So viele andere unerwünschte Kinder haben erst nach dem Tod ihrer Mutter durch eigene Recherche, durch Verwandte oder andere Zufälle etwas erfahren und begannen zu suchen. Was muss das für die Frauen bedeutet haben, diese Last, dass sie nicht mit den eigenen Kindern während ihrer Lebenszeit noch darüber reden konnten. Das hat mich zum Nachdenken gebracht. Wie haben die Mütter das ausgehalten?«

Garantiert war das Schweigen mit Leid verbunden. Viele haben aus Pragmatismus geschwiegen, um die Kinder zu schützen, ohne zu ahnen, dass dieses Schweigen eine unsichtbare Mauer zwischen Mutter und Kind errichtet. In Jack-Peters Fall folgte darauf die Trennung von der Mutter. Traudel war nach Hannover gezogen, arbeitete als Chefsekretärin bei Telefunken. Weder sie noch er nahmen Kontakt auf. Jack-Peter war zu tief verletzt.

Er suchte seine wichtigsten Dinge zu Hause zusammen, lebte einige Monate lang versteckt bei der Familie eines seiner besten Freunde im Lager. »Solange sie dich nicht finden, kannst du bei uns bleiben«, sagte die Mutter seines Freundes. Er ging wieder normal zur Schule, sein Fehlen war nicht mal aufgefallen. Brauchte er eine Unterschrift der Eltern, fälschte er sie. Bis der Adoptivvater ihn aufspürte und vor die Wahl stellte, entweder bei ihm und der neuen Familie zu leben oder bei der Mutter in Hannover. Der Junge wollte beides nicht. Zu viele verletzte Gefühle, zu viel emotionales Durcheinander. Bis zum Schulabschluss 1960 lebte er bei seiner Großmutter Anna. Er begann eine Lehre als Starkstrom-Elektriker, bekam einen Vormund – ein Jugendsekretär der IG Metall –, ein Zimmer, ein eigenes Leben. Er schloss sich einer gewerkschaftlichen Jugendgruppe an, die sich einmal wöchentlich im Freizeitheim traf. Gemeinsam mit dieser Jugendgruppe besuchte er im ersten Ausbildungsjahr das ehemalige Konzentrationslager Auschwitz, ein Ort, der ihn nachhaltig berührte und prägte. Er selbst nennt es seine »politische Geburtsstunde«. Dort im Lager drehte sich ihm alles im Kopf. Er dachte an den Nazi-Adoptivvater und all die Nazi-Lehrer, die für eine Gesinnung standen, deren Resultat er in Auschwitz besichtigte.

Als Neunzehnjähriger traf er beim Tanz auf einer gewerkschaftlichen Veranstaltung der IG Metall eine junge Frau, in die er sich Hals über Kopf verliebte. Beide heirateten und bekamen 1965 einen Sohn. Fortan konzentrierte sich Jack-Peter Kurbjuweit auf seine junge Familie und seine berufliche Laufbahn. Er hatte mit dem Kapitel seiner Kindheit, dieser alten Geschichte, abgeschlossen. Alles weit weg, verdrängt: »Ich sagte mir, dass ich nun eine neue Familie habe. In dem Moment, in dem man das eigene Kind in den Armen hält, schaut man ganz anders auf die Eltern. Es ist so unfassbar, wie sehr man im Stich gelassen werden kann. In einer Art und Weise, wie man dies dem eigenen Kind niemals antun könnte. Unvorstellbar«.

Der Kontakt zur Mutter blieb spärlich. Damit er als Neunzehnjähriger heiraten durfte, musste er sie einmal anfragen, um seine Geburtsurkunde zu erhalten. Damals begann die Volljährigkeit erst mit 21 Jahren. Doch auch danach blieb der Kontakt reserviert.

Wie konnte Jack-Peter trotz all dem selbst ein guter Vater werden, frage ich ihn.

»Das weiß ich nicht. Indem ich mich häufig erinnerte, wie es mir erging. Mein Kind sollte bestimmte Dinge möglichst nicht erleben müssen. Der Widerspruch meines Sohnes war manchmal nicht einfach zu ertragen und ich musste lernen, gegen diesen Widerspruch etwas zu entwickeln. Gemeinsam mit anderen. Das gehört zum Leben dazu, dass man auch dicke Bretter durchbohren muss. Das musste er lernen. Aber bestimmte Dinge, die ich im Lager erlebt hatte, waren immer in meinem Kopf und bildlich präsent. Und die muss die nächste Generation nicht mehr erleben. Das muss anders gestaltet werden. Ich bin in meiner Kindheit in einer sehr männlichen Rolle erzogen worden. Dieses Rollenbild abzulegen, dabei half mir Marianne, meine Partnerin und Ehefrau. Eine emanzipierte Frau. Wenn wir in einem Familienkonflikt steckten, formulierten wir selbstverständlich auch unsere Gefühle. Man muss bereit sein, sich auseinanderzusetzen. Das ist kein Männerthema? Derartige Aussagen halte ich für Quatsch. Wir müssen in den Austausch kommen, alle.«

Was seiner Mutter und ihm nicht mehr gelingen sollte. Erst kurz vor ihrem Tod 1971 ließ Traudel ihrem Sohn einen Zettel mit drei Namen und Geburtsdaten zukommen. Es waren die Namen von drei Brüdern aus dem Großraum Athen, die als Zwangsarbeiter in das Sudetenland deportiert wurden. Der Älteste sei sein leiblicher Vater: Pietro Dolcetti, wie seine Brüder ein Grieche mit italienischen Wurzeln. Den Zettel verwahrte Jack-Peter Kurbjuweit sorgfältig. Doch den Gedanken an richtige und falsche Väter schob er beiseite, damit wollte er sich nicht auseinandersetzen. Dieses Thema blieb für ihn über Jahrzehnte hinweg zu stark mit Scham behaftet. Er hätte gerne mehr von seiner Mutter erfahren. Doch als er sich allmählich für klärende Gespräche bereit fühlte, war Traudel bereits verstorben.

Ein Waffelröllchen als Wendepunkt

24 Jahre später. 1995 fuhr Jack-Peter Kurbjuweit mit seiner Frau in die Ferien nach Griechenland, wie so viele Jahre zuvor auch. Doch diesmal sollte der Urlaub anders verlaufen. Jack-Peter Kurbjuweit liebt bis heute eine bestimmte Sorte Waffelröllchen in einer Blechdose, gedreht und gefüllt mit Schokolade namens »Caprice«. Damals im Urlaub öffnete er wieder eine Dose davon. Dafür muss man eine metallene Verpackung aufziehen. Im Inneren der Verpackung lag ein rosa Papier, das ihm nun zum ersten Mal auffiel. Darauf geschrieben: das Wort »Dolcetti«.

Das ist Italienisch und bedeutet »Süßigkeit«. Zugleich war das der Nachname seines Vaters. Ein Schlüsselmoment:

> »Dieser Zufall sollte Folgen haben. Meine Frau und ich schauten uns an. Mutter und Großmutter hatten damals alles versucht, ihn zu finden. Aber könnte mein Vater eventuell doch noch leben? Wollte ich das überhaupt herausfinden? Sollte ich mit den heutigen Möglichkeiten versuchen, etwas über seinen Verbleib zu erfahren? Ich war damals 50 Jahre alt und entschied mich für eine neuerliche Suche. Erst im Internet, dann schrieb ich die Universität Graz an, wo er studiert haben soll, kontaktierte den Suchdienst des Deutschen Roten Kreuzes. Alles ohne Erfolg.«[2]

Seit 1945 hilft der Suchdienst des Deutschen Roten Kreuzes, vermisste Angehörige zu finden, die durch Kriege, bewaffnete Konflikte, Katastrophen oder Migration verschwunden sind. Mit Hilfe einer zentralen Namenskartei und internationalen Netzwerken vermittelt das DRK Kontakte zu vermissten Personen. Der Suchdienst ist kostenlos. Jeder kann ihn nutzen, der Klarheit über das Schicksal von Angehörigen will. Jack-Peter Kurbjuweit wollte nach diesem ersten Versuch nicht aufgeben. Er sah dicke Telefonbücher mit Adressen auf der griechischen Post rund um Athen durch. Viermal stieß er auf den Namen Dolcetti. Nach Beratung mit einer befreundeten Psychologin formulierte er einen vorsichtigen Brief mit der Frage nach möglichen Verbindungen zu den Brüdern Pietro, Nikos und Takis Dolcetti und verschickte das Schreiben an die vier verschiedenen Adressen. Mit einem leicht mulmigen Gefühl und einer inneren Anspannung. Was löst eine solche Suchanfrage in den Familien aus? Er hatte sich in dem Brief offen als Sohn von Pietro vorgestellt. Vielleicht existierten Halbgeschwister? Er erhielt keine Antwort. Ein Jahr später sendete er den gleichen Brief erneut mit Straßennamen in angepasster Schreibweise mit griechischen Schriftzeichen. Dieses Mal erhielt er sechs Monate später eine Antwort. Giacomo, der Sohn von Nikos Dolcetti, dem jüngeren Bruder des Vaters Pietro schrieb, dass der Brief zwar in der richtigen Familie gelandet sei, doch man wisse nichts über den Verbleib von Pietro. Über den Kontakt zu Jack-Peter würde man sich aber sehr freuen.

Der reagierte überglücklich. Allein das Wissen, dass eine Familie existierte. Dass es Verwandte in Griechenland gab, die sich sogar auf ihn freuen. Im nächsten Urlaub traf er in Begleitung einer befreundeten Übersetzerin erstmals seinen Cousin Giacomo auf dem Berg Lykabettus in Athen. Sie sprachen über ihre Familie, über die Kinder. In dieser Zeit begann Jack-Peter Kurbjuweits Sohn gerade ein Studium der Nautik in Flensburg, weil er Kapitän werden wollte. Jack-Peter hatte sich immer gefragt, woher sein Sohn diese Sehnsucht zum Wasser hatte, zu Hause in Hameln gab es nur einen Fluss. Nun erzählte ihm Giacomo, dass sein Großvater ebenfalls Kapitän gewesen sei und Lastschiffe von Genua nach Piräus gefahren habe. Existieren also doch geheime familiäre Ähnlichkeiten über Generationen hinweg? Oder genetische Prägungen? Das fragte sich Jack-Peter. Giacomo gab ihm die Telefonnummer seines Onkels Takis. Beim ersten Zusammentreffen von Neffe und Onkel traten beiden die Tränen in die Augen.

Für Jack-Peter fühlte sich diese Begegnung wie eine Erlösung an. Er wurde herzlich von Takis und dessen Familie empfangen. Er sollte sein Leben erzählen, seinen Werdegang. Es folgten mehrere Besuche in Griechenland. Sie feierten mit etwa 20 Verwandten gemeinsam das Osterfest, das in dieser Familie nicht groß genug ausfallen kann: mit einem kompletten Lamm am Spieß über dem Feuer, Ostergebäck und reichlich Ouzo. Jack-Peter sollte griechische Tänze lernen. Es wurde geredet, gelacht, geweint.

Umgekehrt reiste Takis nach Hameln, um Jack-Peter zu besuchen. Der hatte die Idee, gemeinsam in das ehemalige Sudetenland nach Tschechien zu reisen und die Orte zu besuchen, an denen die drei Brüder Dolcetti zwischen 1943 und 1945 als Zwangsarbeiter in deutscher Gefangenschaft überlebten. Die Hermann Göring Werke Ullersdorf, die Baumwollspinnerei Mitscherlich, das Gefängnis, das ehemalige Wohnhaus von Jack-Peters Mutter. Manche Menschen in den Dörfern drehten sich weg, wenn sie nur die deutsche Sprache hörten, andere waren offen und halfen bei der Suche nach Adressen.

Zurück in Griechenland betrachteten sie gemeinsam mit der versammelten Familie die Fotos der Reise und Takis begann zu erzählen. Immer wieder brach er in Tränen aus. »Bis dahin war ich mir unsicher, ob diese Reise in die Vergangenheit ihm guttun würde. Schließlich wurden alle schlimmen Erlebnisse wieder aufgewühlt. Jetzt aber spürte ich, dass sein Sprechen über das Erlebte ihm guttat und er endlich loslassen konnte. Auch in dieser Familie wurde also bis zu diesem Zeitpunkt nicht über die Kriegszeiten gesprochen, sie wurden verdrängt«, so Jack-Peter Kurbjuweit. Die gesamte griechische Familie hatte bis zu diesem Zeitpunkt nicht gewusst, was die Brüder während des Krieges erlitten hatten. Ohne die Mutter von Jack-Peter – ohne Edeltraut – wären die drei Brüder nicht mehr am Leben. Diese Feststellung wiederholte Takis unter Tränen mehrfach. Traudel hatte bis 1945 als Chefsekretärin beim Geschäftsführer der Betriebskrankenkasse der Hermann Göring Reichswerke im Sudetenland gearbeitet und in dieser Position die Freilassung der Brüder aus dem Zwangsarbeiter-Lager erwirken können.

Im Laufe dieses Abends weinten alle Anwesenden beim Zuhören. Nur der dritte Bruder Nikos blieb stumm. Er wollte nicht über diese Zeit sprechen, obwohl er ähnliche Erfahrungen wie seine Brüder Takis und Pietro durchlebt hatte. Für ihn war das Schweigen leichter erträglich als das Erinnern, das Erzählen, das Herauslassen. »Das Leben im Lager führte dazu, dass wir keine Gefühle mehr hatten, kein Herz. Es gab nur die Gegenwart, wir konnten nicht wissen, was in einer Stunde sein würde. Du weißt nichts, du bist nicht mehr als ein Hund. Du spürst den Schmerz gar nicht, du hast keine Gefühle, keine Empfindung«, so beschrieb es Takis.[3]

In den Hermann Göring Werken Ullersdorf wurde Kohle gefördert, daraus wurden Benzin und Ersatzbenzin hergestellt. Takis erinnerte sich an einen Einsatz der Lagerinsassen in Dresden, nach der Bombardierung vom 13. bis 15. Februar 1945:

> »In der Stadt sahen wir viele tote Menschen liegen, es stank fürchterlich. Unsere Arbeit waren das Bergen von Leichen und die Bombenentschärfung. Dabei sind viele von uns getötet worden. Nachdem die Leichen geborgen und zu einem Platz gebracht worden waren, wurden große Gruben für sie ausgehoben. Die

erste Leichenschicht wurde hineingeworfen und mit Chlor bedeckt. Den schaufelten wir von einem Auto aus in die Grube. Dann kam eine weitere Leichenschicht darüber, auch die wurde mit Chlor bedeckt. Das wurde einige Male wiederholt. Bei dieser Arbeit waren der Leichengeruch und der Chlorgeruch fast unerträglich. Obwohl wir einen Gesichtsschutz hatten, der mit Wasser gefüllt war, ging es uns sehr schlecht, denn der Gestank wurde durch die Maske nur wenig neutralisiert.«

Jack-Peter hatte die erzählten Erinnerungen seines Onkels aufgenommen und dann sieben Jahre lang an einem Buch über seine Familiengeschichte geschrieben. Für ihn war wichtig, dass Takis das Buch als Würdigung noch vor seinem Ableben erhalten sollte. Doch Jack-Peter schrieb auch für seinen Sohn, die Enkel und die Familie in Griechenland. Denn mit dem Tod eines Menschen schwinden auch dessen Erinnerungen.

Nach all diesen Besuchen in Griechenland, den vielen Gesprächen mit der Familie, blieb das große Fragezeichen im Kopf: Wo war sein Vater? Diese Spannung wühlte ihn von Jahr zu Jahr immer mehr auf. Jack-Peter dachte bei jedem Besuch, er würde einen Zettel mit der Adresse seines Vaters in die Hand gedrückt bekommen, doch so lief es nicht. Von Takis erfuhr er nur wiederholt, dass sein Vater noch lebe, doch der Aufenthaltsort sei unbekannt. Takis wolle sich bemühen, die Adresse herauszufinden. Die innere Unruhe wuchs, berichtete mir Jack-Peter im Gespräch. »Von da an hatte ich einen bestimmten Film im Kopf, wie das Wiedersehen passieren würde: Immer wieder stellte ich mir vor, wie die Begegnung mit meinem Vater abläuft. Ich erhalte die Adresse, suche den Ort auf der Karte, um herauszufinden, wie ich am besten hinkommen würde – Auto, Bahn oder Flugzeug –, dann stehe ich vor seiner Tür. Ich drücke die

Klingel. Trete ein und stehe meinem Vater das erste Mal gegenüber. Ich nehme ihn in den Arm und erkläre ›Ich bin dein Sohn. Erzähl mir von deinem Leben.‹ Dann wird er mir alles erzählen …« Seine Ehefrau Marianne ergänzte trocken: »Das wird wohl nichts mehr.«

Resilienz und Überleben

Die Kindheit im Lager. Das Aufwachsen mit Gewalterfahrung. Das Verschwinden der Mutter. Das Gefühl, innerhalb der Familie ausgeschlossen zu sein. Die Erkenntnis, an eine große Lüge geglaubt zu haben. Das Verschwinden von Gewissheiten. Der Fall in ein emotionales schwarzes Loch. All diese Hindernisse haben Jack-Peter Kurbjuweit nicht gehindert, eine eigene Familie zu gründen, Vater eines Sohnes zu werden und ein erfülltes Leben zu führen. Trotz der Schwere in den Erinnerungen klingt Jack-Peter Kurbjuweit in unseren Gesprächen optimistisch, humorvoll, ohne jede Verbitterung. Wie kann das sein?

Eine mögliche Antwort auf diese Frage: Resilienz. Ein Zauberwort. Es meint die innere Widerstandskraft, eine Elastizität der Seele. Das Vermögen, auf belastende und traumatisierende Ereignisse in der Außenwelt gelassen reagieren zu können. Sie manifestiert sich als eine Rückkehr zu normaler Befindlichkeit nach einem Schicksalsschlag. Oder wie es der Neurowissenschaftler Professor Raffael Kalisch, Gründungsmitglied des Leibniz Instituts für Resilienz und Bildgebung des menschlichen Gehirns an der Universität Mainz, formuliert: »Resilienz ist die Aufrechterhaltung oder schnelle Wiederherstellung der psychischen Gesundheit während und nach Widrigkeiten.«[4] Vor Jahrzehnten glaubte man, Resilienz sei eine angeborene Persönlichkeitseigenschaft. Wie eine natürliche Reaktionsfähigkeit, wie ein Gummiband, das in die ursprüngliche Form zurückschnippt, wenn es überdehnt wird. Manche können im Angesicht erschütternder Ereignisse standhaft bleiben, andere eben nicht, so die damalige Auffassung der Forscher. Doch ganz so simpel ist es nicht.

Inzwischen gelten folgende Faktoren als die sieben Säulen der Resilienz: Optimismus, Akzeptanz, Lösungsorientierung, Bindungen und Netzwerke, Selbstfürsorge, Verantwortung, positive Zukunftsplanung. Resilienz lässt sich nie endgültig messen oder gar in einem Test erfassen. Sollte man jemals von einem Therapeuten zu einem »Resilienz-Test« oder dem Ausfüllen eines »Resilienz-Fragebogens« aufgefordert werden, solle man schnell die Beine in die Hand nehmen, rät Kalisch. Die Ressourcen der Resilienz wirken nicht statisch und sie lassen sich nicht auf jeden Menschen gleich anwenden. Vielmehr handelt es sich um ein Konglomerat aus verschiedenen Faktoren, die ineinanderspielen und sich bei jedem Menschen in jeder Lebensphase neu zusammenfügen können. Die eigene Stressregulation spielt dabei eine Rolle, die man durch gesunde Lebensführung und Optimismus durchaus stärken kann. Manchen Menschen macht erfahrener oder erlebter Stress gar nicht so viel aus und nicht alle Betroffenen von traumatischen Ereignissen werden dauerhaft geschädigt. Es sollen weniger als 30 Prozent sein, die Schicksalsschläge nicht oder nur schwer verarbeiten können, ob Scheidung, Krankheit oder der Tod eines Angehörigen, so das Fazit des Trauma- und Resilienzforschers an der Columbia University in New York, Professor George A. Bonanno.[5]

Eine Langzeitstudie, auf die sich nahezu alle Resilienzforscher aus verschiedenen Disziplinen beziehen, stammt von den Psychologinnen Emmy Werner und Ruth Smith, die auf der hawaiianischen Insel Kauai 700 heranwachsende Kinder mit dem Geburtsjahrgang 1955 über Jahrzehnte wissenschaftlich begleiteten. Erforscht wurden die Lebensbedingungen, die familiäre Situation, die Gesundheit und die schulische Laufbahn. Von den Kindern, die unter besonderen sozialen und familiären Härten litten, entwickelte sich etwa ein Drittel unerwartet gut und robust. Trotz Armut oder Gewalterfahrung wuchsen sie zu seelisch und körperlich gesunden Erwachsenen heran. Diese Langzeitstudie zeigte auch, dass bereits eine hilfreiche Person im Umfeld genüge, um trotz aller Widrigkeiten zu wachsen. Diese Person kann ein zugewandter Verwandter sein, eine aufmerksame Lehrerin oder ein bester Freund: entscheidend sei, dass der Faktor »Bindung« in der Persönlichkeitsentwicklung mitspielen kann. Ebenso wichtig scheint die Fähigkeit zu sein, eine lähmende und verletzende Umgebung nicht schicksalsergeben in Kauf zu nehmen, sondern eigene Lösungswege zu finden. Kein Verharren in einer scheinbar ausweglosen Situation, stattdessen ein Dasein in der Hoffnung, dass irgendwo und irgendwann der Silberstreif am Horizont erscheint. Raffael Kalisch beschreibt die Stärke dieses dynamischen Prozesses folgendermaßen:

> »Eine Person setzt sich mit ihrer Umwelt auseinander, wird von den Menschen und den Geschehnissen in ihrem Umfeld beeinflusst, nimmt dabei neue Erfahrungen auf. Durch die Verarbeitung dieser Erfahrungen reifen neue Einsichten, hilfreiche Eigenschaften und Fähigkeiten entwickeln sich. Es entsteht die Kraft, wichtige Entscheidungen zu treffen. Dies wiederum wirkt sich auf das Umfeld aus. Die betreffende Person interagiert nun anders mit ihren Mitmenschen, reagiert anders, und es gelingt ihr besser, Positives in ihrer Umwelt für sich zu nutzen.«[6]

Durch Aktivität, Interaktion und einen positiven Blick in die Zukunft kann Resilienz wachsen. Das Wesen resilienter Menschen beschrieb Emily Werner als »vulnerable but invincible«, also als verletzlich und zugleich unbesiegbar. Oder poetischer formuliert: »Mitten im tiefsten Winter wurde mir endlich bewusst, dass in mir ein unbesiegbarer Sommer wohnt«, wie der Literatur-Nobelpreisträger Albert Camus 1953 in einem Essay schwungvoll schrieb.[7] Welche Faktoren haben Jack-Peter Kurbjuweit gestärkt? Das Wort Resilienz existierte in den Jahren seiner Kindheit noch nicht in psychologischer Hinsicht. Es stammt von dem lateinischen *resilire* und bedeutet so viel wie zurückspringen, abprallen, nicht anhaften. In der Werkstoffmechanik wird es als eine Fähigkeit elastischen Materials, nach starker Verformung in den Ausgangszustand zurückzukehren, beschrieben. Erst seit den 1970er-Jahren findet so etwas wie eine Hinwendung zum Resilienz-Begriff im psychologischen Sinn statt.

In der Rückschau kann Jack-Peter erklären, warum er als Kind nicht in der puren Verzweiflung versank, sondern wie die Umstände ihn trotz aller Widrigkeiten formten und stärkten. Seine Gedanken schweifen zurück in das Lagerleben. Er findet genügend gute Erinnerungen. Wie die Kinder sich im Lager selbst organisierten, wie sie sich gegenseitig stützten und schützten. Das Leben der Kinder war abgekoppelt von der düsteren Welt der Eltern oder der strengen Realität der Schule. Da die Eltern bis abends arbeiten mussten, waren die Nachmittage frei. Die Kinder bildeten eigene Strukturen für ihre Art des Spielens. Immer wurde überlegt, wie Lehrer oder Eltern ausgetrickst werden könnten. Sie schlossen sich in Banden mit gewählten Häuptlingen zusammen, Jungen wie Mädchen, das spielte damals keine Rolle. Solche Erlebnisse schweißen zusammen.

Die Kinder sammelten Schrott, um ihn zu verkaufen. Sie bekamen ein paar Pfennige, ließen dann vom Hinterhof des Schrotthändlers wieder etwas mitgehen. Sie stahlen Süßigkeiten beim Lebensmittelhändler. Teilten danach ihre Beute gerecht auf, sodass jeder den gleichen Anteil Bonbons bekam. Sie fälschten die Unterschriften ihrer Eltern, um dem Englischunterricht bei einem bestimmten Lehrer zu entgehen. Schon beim Gedanken an diesen Lehrer konnte Jack-Peter den Rohrstock förmlich spüren. Ein Grund, warum er bis heute mit der englischen Sprache hadert. Später, in den älteren Jahren, wurde man in einer Bande nur aufgenommen, wenn man rauchen konnte. Der Tabak wurde durch das Sammeln von Kippen besorgt, dieser wurde neu gedreht und gemischt. Das waren Dinge, die sie lernen mussten und dabei erfuhren, dass man immer nach neuen Wegen suchen kann. Über ihr Verhalten gestalteten sie ihre Lebensweise neu. Durch diese Spiele waren sie nicht die einzelnen Opfer ihrer Eltern oder ihrer Herkunft, sondern erschufen sich neue Identitäten. In den Banden der Kinder- und Jugendjahre habe Jack-Peter gelernt, sich solidarisch zu verständigen und zu organisieren. All diese kreativen Kniffe und das Miteinander hätten sein Leben, seine Selbstbestimmung geprägt. Seine Antwort auf die Frage, ob er sich als resilient bezeichnen würde:

> »Ja, ich bin widerstandsfähig. Das wusste ich schon aus dieser Zeit im Lager. Wir mussten als Kinder besondere Fähigkeiten erlernen. Wenn wir etwas nicht erreicht haben, haben wir kreativ neue Wege gesucht, um trotzdem an diesem Ziel anzukommen. Die meisten Menschen versuchen immer, etwas allein zu stemmen. Bei schwierigen Geschichten ist es jedoch besser, wenn man versucht, etwas gemeinsam zu gestalten, zu kooperieren. Später als Gewerkschafter bei der IG Metall konnte ich Ziele auch über Parteigrenzen hinweg

durchsetzen. Wobei ich nicht derjenige bin, der sich am Ende selbst auf die Schulter klopfen muss. Wir brauchen Gemeinschaft. Ohne, dass ich das als Kind so hätte benennen können. Meine Mutter und der Stiefvater sorgten dafür, dass ich einen Ausbildungsplatz im Stahlwerk bekam. Wir waren fast 500 Auszubildende, eine riesige Menge. Die Abmachung mit den Eltern: sie zahlen mir ein Zimmer und ich muss mit der Ausbildungsvergütung klarkommen. Beide hatten im Hinterkopf: das schafft der sowieso nicht. Der wird angekrochen kommen und will wieder bei uns einziehen. Das habe ich eben anders organisiert. Als dieses Lager in Salzgitter über die Jahre aufgelöst wurde, entstanden in den Stadtteilen landsmannschaftliche Straßen. Wenn während der Lagerzeit die Flüchtlingstrecks gekommen waren, wurden etwa Sudetendeutsche in der einen Baracke untergebracht. Kamen welche aus Breslau, kamen sie gemeinsam in eine andere Baracke. Als beim Auflösen der Baracken neue Wohnungen entstanden, passierte das umgekehrt ebenso. In meiner dreieinhalbjährigen Ausbildungszeit lebte ich bei sieben oder acht landsmannschaftlichen Familien, die so grundsätzlich verschieden waren, in der Mentalität, in der Esskultur, im Umgang miteinander, von konservativ bis liberal. Mit den anderen Auszubildenden gründeten wir eine gewerkschaftliche Jugendgruppe. Jeder wusste, bei welcher Familie ich gerade wohnte. Dort gab es morgens Kaffee und vielleicht ein Abendbrot. Dann erzählte vielleicht ein Freund, der eine Familie mit freiem Zimmer wusste, wo es morgens nicht nur Kaffee gab, sondern auch Verpflegung zum Mitnehmen. Zuletzt musste ich allerdings auch mal das Zimmer wechseln, weil ich dann ein Mädchen auf die Bude mitgenommen hatte. Das wollte die eine Familie nicht, bei einer anderen Familie war das gar kein Problem. So lernte ich unterschiedliche Menschentypen kennen. Das war unglaublich spannend und prägend. In dieser Zeit lernte ich das Zuhören, auch wenn ich die nicht unbedingt leiden konnte.«

»Guten Abend, ich bin dein Sohn«

An Heiligabend 2003 erhielt Jack-Peter vormittags den langersehnten Anruf von seinem Onkel Takis: »Hast du etwas zu schreiben?« Endlich eine Adresse. In seinem inneren Film, der seit Jahren lief, fuhr Jack-Peter umgehend los und klingelte irgendwo an einer Tür. Seine Frau Marianne meinte, er solle vorher bei dieser Adresse anrufen, ob überhaupt jemand da ist, und er solle den Besuch bitte ankündigen. Es gab Streit mit Marianne. Doch einen Aufschub konnte Jack-Peter auch an Heiligabend nicht aushalten, er war nicht zu bremsen.

Es war so ein Tag, an dem draußen vor der Tür alles zugefroren und vereist war. Er schaute in den Computer. Prüfte, ob er ein Zug- oder ein Flugticket bräuchte. Er musste seinem inneren Film folgen, stieg ins Auto. Fuhr im Eisregen bei Minusgraden im Auto quer durch Deutschland. Abends um 20 Uhr stand er in Kandern in Süddeutschland an der französischen Grenze vor einem kleinen Haus, alles stockdunkel. Er klingelte. Wartete. Klingelte. Nichts. Innerlich verfluchte er sich. Es wäre besser gewesen, auf seine Frau zu hören. In der Vergangenheit war es immer sinnvoll gewesen, auf die Frauen zu hören, dachte er. Doch in seiner Vorstellung von diesem Moment war seine Frau nicht dabei. In seinem Film stieg er alleine aus und klingelte. Genauso tat er das an diesem eisigen Heiligabend. Als er umkehren wollte, ging auf einmal ein Licht im Haus an. Eine Frau erschien in der Tür. Genau wie in seinem Kopfkino, fragte er schlicht: »Kann ich Pietro Dolcetti sprechen?«

Die Frau ließ ihn ein. Klopfte an eine Tür und öffnete sie. Dort saß jemand an einem Tisch mit einem Handtuch über dem Kopf. Pietro Dolcetti nahm ein Dampfbad mit Kamille. Der Vater streifte das Handtuch ab. Wie ein einsamer alter Mann habe er gewirkt, sagt Jack-Peter. Er sah ihn, ging auf ihn zu: »Guten Abend, ich bin dein Sohn«, so begrüßte er ihn. Pietro habe unsicher gewirkt, so nahm Jack-Peter ihn erstmal in den Arm. Pietro wollte wissen, wie es seiner ehemaligen Verlobten Edeltraut ergangen war und was Jack-Peter alles erlebt hatte. Von seiner eigenen Familie in Griechenland wusste Pietro nichts, er hatte seit vielen Jahren keinen Kontakt mehr zu seinen Brüdern. Nun erzählte der Sohn dem Vater von dessen Familie, zeigte ihm Fotos. Sein Vater war schon vom Krebs gezeichnet, von den Medikamenten und den Bestrahlungen. Emotional hatte er mit seinem Leben bereits abgeschlossen. Er wusste, dass Edeltraut damals das gemeinsame Kind erwartete. Sie hatten sich verloren. Er hatte in den Tagen der Vertreibung nach ihr gesucht, doch sie war von heute auf morgen aus Teplice verschwunden. Er hatte keine anderen Kinder. Auch er trug eine Leerstelle im Leben, das rastlos erscheint: Jurastudium in Rom, ein Arbeitsplatz im Außenministerium, später wurde er Reeder, baute Gewächshäuser, arbeitete in einem Hotel auf Kreta, wo er Maria kennenlernte, die Frau, mit der er in Kandern zusammenlebte. Vater und Sohn redeten die halbe Nacht. Zum Abschied am nächsten Morgen verabschiedete Pietro seinen Sohn mit zwei Wangenküssen. So lernte Jack-Peter im Alter von 55 Jahren zum ersten Mal seinen Vater kennen.

Zwei Jahre später starb Pietro im Alter von 85 Jahren. Für seinen eigenen Sohn hat Jack-Peter einen Stammbaum angefertigt. Sein Sohn weiß zwar ein paar Dinge aus der Familiengeschichte, für die Enkelkinder wird das schwieriger. Wobei Jack-Peter gerührt war, als sein Enkel aus eigenem Willen nach Kandern auf den Friedhof wollte, um den Urgroßvater besuchen. Jack-Peter erzählt mir:

»Durch meinen Besuch in Athen hatte ich das Gefühl, dass ich aufgenommen wurde in diese Familie und dass wiederum auch diese Familie näher zusammenrückte. Wir wollen nach vorne schauen. Ebenso wichtig ist es, was man weitergibt. Die Kinder der Cousinen und Cousins haben begonnen, Deutsch zu lernen. So wirkt Geschichte konkret weiter. Die Arbeit am Buch war für mich erst mit großer Scham verbunden, weil ich meine persönliche Geschichte einfließen lassen musste. Alle Freunde oder ehemalige Kollegen waren überrascht und wollten dieses Buch lesen.«

Er will Erinnerungen wachhalten, im Kleinen wie im Großen. Vor Jahren sollte bei ihm in der Nähe auf dem Bückeberg, dem ehemaligen Gelände der »Reichserntedankfeste«, eine Gedenkstätte entstehen. Von 1933 bis 1937 wurden hier die »Reichserntedankfeste« inszeniert, die zu den größten Massenveranstaltungen des Nationalsozialismus gehörten. Hunderttausende nahmen jedes Jahr teil. Sie dienten dem Zweck, dass die Menschen sich als Teil einer riesigen Volksgemeinschaft fühlen sollten, und zudem entstanden bei dieser Veranstaltung Propagandafotos von Menschenmassen, die dem Führer zujubeln. Doch die Pläne für den Bückeberg führten zu erheblichen Auseinandersetzungen, nicht allen Anwohnern gefiel das Vorhaben.

Für Jack-Peter nicht nachvollziehbar:

»Das kann doch nicht sein, dass man sich geschichtlich nicht auseinandersetzen und nur verdrängen will. Mein Gedanke war, dann muss ich mich mit vielen Gleichgesinnten engagieren. Inzwischen ist der ›Dokumentations- und Lernort Bückeberg‹ fester Bestandteil der Erinnerungskultur geworden. Ich habe gemerkt, wenn jemand persönlich etwas aus dieser Zeit berichten konnte, dass diese Erinnerungen ganz anders wahrgenommen werden, als wenn man nur ein Buch liest. Etwa die Zwangsarbeiter, die persönlich in die Schulen kamen und berichteten. Doch sie sterben ja alle weg. Gemeinsam mit Lehrern konnte ich durchsetzen, dass in Hameln die ersten Stolpersteine für Kinder von zehn bis dreizehn Jahren gesetzt wurden. Die Stadt wollte das zunächst nicht. Gleichaltrige Schulkinder recherchierten über die Kindernamen auf den Stolpersteinen und während des Setzens wurden die Schicksale vorgelesen. So haben die Kinder ein ganz anderes Verständnis von Geschichte. Dass diese Dinge real waren. Zu mir selbst sagte ich: Los, bring den Mut auf, schreib das jetzt auf, bring alles zusammen, auch die Zwangsarbeiterlager in Salzgitter und in Tschechien. ›Wer kämpft, kann verlieren. Wer nicht kämpft, hat verloren.‹ Dieses Zitat, das Bertolt Brecht zugeschrieben wird, lässt sich auf das Private übertragen. Wenn man mit einer Sache unzufrieden ist, soll man sich engagieren. Man muss es zumindest versuchen, um am nächsten Tag noch in den Spiegel gucken zu können. Mit dem Strom zu schwimmen, ist immer leicht. Doch dagegen?

Alle, die sich unklar über ihre Herkunft sind, sollten nicht zögern, Genaueres herauszufinden, sollten den Versuch wagen. Es ist immer besser, Bescheid zu wissen, als im Unwissen zu verharren. Das weit verbreitete Schweigen zu brechen. Wenn man aus der Geschichte lernen will, muss man wissen, was war. Damit sich Fehler nicht wiederholen. Ich habe gelernt, Emotionen zuzulassen. Diese einzelnen Schicksale der griechischen Familie habe ich gefühlt, sie haben mich innerlich aufgewühlt bis zum Heulen. Früher wollte ich nichts mit meiner Herkunft zu tun haben. Erst als älterer Mensch bin ich darauf gekommen, diesen Narben aus der Kindheit ihren Raum zu geben. Da wurde ich emotional.«

Als der Anruf aus der Gedenkstätte Sandbostel kam, verbunden mit der Frage, ob er am Projekt einer Wanderausstellung mitarbeiten wolle, war Jack-Peter glücklich. So hörte er zum ersten Mal von dem Forschungs- und Ausstellungsprojekt »trotzdem da! – Kinder aus verbotenen Beziehungen zwischen Deutschen und Kriegsgefangenen oder Zwangsarbeiter*innen«. Zwei Jahre dauerte die Vorbereitung der Wanderausstellung, die im Dezember 2024 eröffnet wurde.

Die Gedenkstätte steht seit Jahren in Kontakt mit einigen Menschen, die während des Zweiten Weltkrieges aus Beziehungen zwischen deutschen Frauen und Kriegsgefangenen aus dem »Stalag X B Sandbostel« hervorgegangen sind. Diese Menschen engagieren sich als Zeitzeugen und unterstützen die Erinnerungsarbeit ehrenamtlich. Angeregt von ihren Lebensgeschichten hat die Gedenkstätte 2023 das überregionale Forschungs- und Ausstellungsprojekt »trotzdem da!« ins Leben gerufen. Zuerst mussten innerhalb und außerhalb Deutschlands potenzielle Teilnehmer ausfindig gemacht werden. »Anders als für viele NS-Verfolgte und deren Nachkommen gibt es jedoch keine speziellen Selbstorganisationen oder Hilfseinrichtungen für Kinder aus verbotenen Beziehungen zwischen Deutschen und Kriegsgefangenen oder Zwangsarbeitern«, heißt es auf der Website.[8] Durch umfangreiche Recherchen konnten mehr als 20 damalige Kinder für das Projekt gewonnen werden, aus Deutschland, Österreich und den Niederlanden. Sie teilten ihre Erinnerungen, Dokumente und Fotos, erzählten ihre Lebensgeschichten. Für die Teilnehmer eine sehr emotionale Angelegenheit. Für die Erarbeitung dieser Wanderausstellung konnte das Projektteam von »trotzdem da!« auf nur wenige Forschungsarbeiten und historische Quellen zu Kindern aus verbotenen Beziehungen zwischen Deutschen und Kriegsgefangenen oder Zwangsarbeitern zurückgreifen. Die lebensgeschichtlichen Interviews wurden in Videos und Audios aufgezeichnet. Sie wurden an das Archiv der Gedenkstätte Lager Sandbostel übergeben und stehen damit für Recherchen und wissenschaftliche Untersuchungen zur Verfügung. Die Historikerin Lucy Debus fasst die Projektarbeit zusammen:

»Die meisten Kinder wussten lange nicht, dass sie aus einer verbotenen Beziehung hervorgegangen sind. Viele sind bei Pflege- oder Adoptiveltern aufgewachsen und haben häufig erst später in ihrem Leben erfahren, dass ihre leiblichen Eltern während der Zeit des Nationalsozialismus verfolgt wurden. Andere sind bei einem leiblichen Elternteil aufgewachsen. Auch diese Kinder berichten, dass sie die Identität des zweiten Elternteils häufig erst spät erfahren haben, weil ihre Familien darüber schwiegen. In wenigen Fällen sind die Eltern auch zusammengeblieben und haben die Kinder gemeinsam großgezogen. Hinweise darauf, dass in ihrer Familie etwas anders, also nicht der vermeintlichen Norm entsprechend war, haben die Kinder aber oft schon früh wahrgenommen. So berichten sie von Lehrkräften, Mitschüler*innen oder Nachbar*innen, die sie anders behandelten als die anderen Kinder. Teilweise wurden sie rassistisch beschimpft oder ausgegrenzt, weil ihre Eltern nicht verheiratet gewesen waren. Gerade in den ländlichen Regionen kannten die Nachbarn in der Regel die Geschichte der Eltern. Dass das rassistische Weltbild und der abwertende Blick auf diejenigen, die eine verbotene Beziehung mit Kriegsgefangenen oder Zwangsarbeitern eingegangen waren, nicht mit dem Kriegsende überwunden war, zeigen die Erfahrungen der Kinder. Viele der Projektteilnehmer haben ein großes Bedürfnis, die Geschichte ihrer Eltern und somit auch ihre eigene Geschichte zu kennen. Sie haben oft jahrzehntelang gesucht und jede Spur verfolgt. Manche von ihnen haben ihre leiblichen Eltern gefunden, andere Halbgeschwister. Wiederum andere haben sich dagegen entschieden, Kontakt zu Familienmitgliedern aufzunehmen.

Und ein großer Teil der Kinder von damals weiß bis heute kaum etwas über ein oder beide leiblichen Elternteile, in manchen Fällen nicht einmal den Namen. Viele Personen, die sich an uns gewandt haben, haben uns nicht nur ihre Geschichten erzählt, sondern hatten auch noch offene Fragen in Bezug auf ihre leiblichen Eltern oder waren auf der Suche nach Familienangehörigen. Und in manchen Fällen konnten wir helfen.«

Die »trotzdem da!«-Ausstellung geht auf Wanderschaft durch ganz Deutschland und ist nach aktuellem Stand schon bis in das Jahr 2027 hinein gebucht. Die damals verdrängten Kinder können nun aus dem Schatten treten.

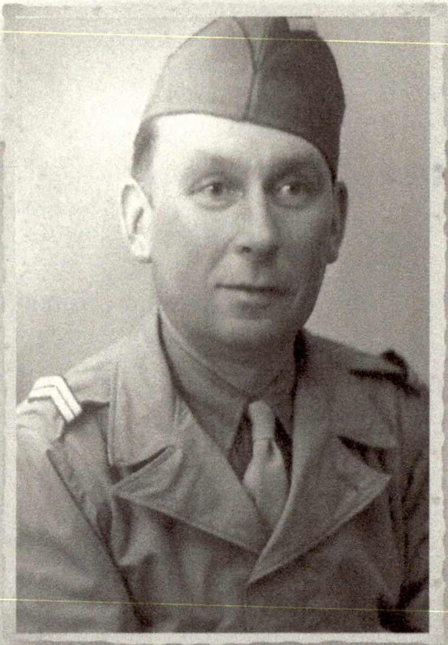

Die Eltern von Meggie Beck etwa zu der Zeit, als ihre Wege sich kreuzten.

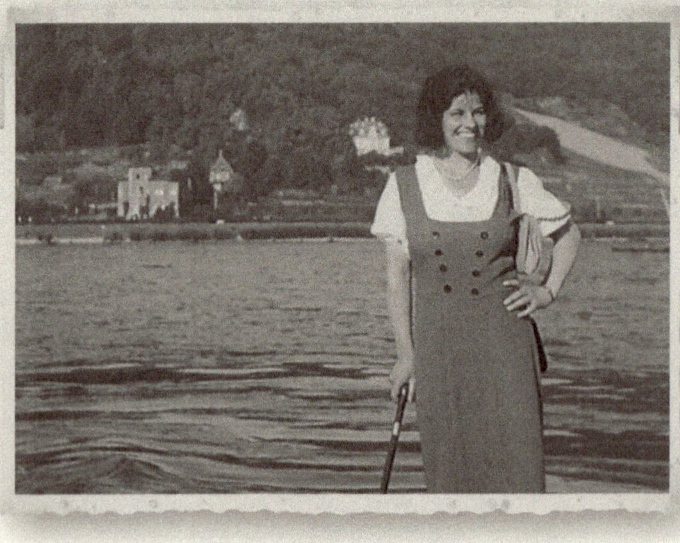

Die Blicke der anderen: »Ich war der Bastard von der Alb«

MEGGIE BECK, GEBOREN 1947

»Dann ging er weg und kümmerte sich nicht mehr. Das ist mir unbegreiflich.« Auch nach mehr als 75 Jahren kann Meggie Beck nicht fassen, dass ihr Vater sie verlassen hat. Nicht nur ihr, dem Baby, hatte er den Rücken gekehrt, sondern auch ihrer Mutter, die nichts besaß und auf Gedeih und Verderb ihre zwei Töchter in den Zeiten des Hungerns durchbringen musste. Der Vater hat sich nie wieder gemeldet. Sie spürt Wut, bis heute.

Meggie Beck wurde 1947 in Münsingen, einer kleinen Stadt auf der Schwäbischen Alb in Baden-Württemberg, geboren. Ein lieblicher Ort mit Fachwerkhäusern, roten Dachziegeln, Kopfsteinpflaster, umsäumt von bewaldeten Hügeln. Mitten in dieser Idylle spürte Meggie als Kind, dass mit ihrer Familie oder genau genommen mit ihr selbst etwas nicht stimmte. Schräge Blicke, Geflüster auf der Straße, plötzliches Verstummen. Sie war nicht überall willkommen. Einige Mitschüler durfte sie nicht besuchen: »Mit so einer spielt man nicht!« Diese Ausgrenzung war schmerzhaft. Selbst ihre neun Jahre ältere Schwester verhielt sich seltsam. Ihre Mutter war verwitwet, der Vater an der Ostfront in Russland gefallen. So hieß es. Wenn sie zu Hause von »Papa« sprachen, war das immer der gefallene Ehemann ihrer

Mutter und Vater der beiden Mädchen. Aber manchmal hörte Meggie im Vorbeilaufen auf der Straße den Satz »Desch' isch a Franzerle«. Sie war ratlos und konnte nichts mit dieser Aussage anfangen. Bis sie irgendwann verstand, was es mit diesen Worten auf sich hatte.

Stückchenweise baute sie sich ihr Puzzle zusammen. Dies verstärkte ihr vorherrschendes, dumpfes Gefühl: da stimmt was nicht. Im Alter von neun Jahren – sie erinnert sich bis heute noch genau an die Stelle auf der Straße, wo es geschah – fragte sie ihre ältere Schwester direkt, in welchem Jahr der Vater an der Front gefallen sei. Ihre Schwester schaute sie erschrocken an: 1943 war die Antwort. Meggie war alt genug, um zu wissen, dass eine Schwangerschaft keinesfalls von 1943 bis August 1947 dauern konnte. In diesem Moment schlug die Erkenntnis erbarmungslos in ihre Gedanken ein, dass sie nicht den gleichen Vater wie ihre Schwester haben konnte. Doch wer war dann ihr leiblicher Vater? Ihre Mutter reagierte nicht auf diese Fragen, ignorierte sie, schimpfte mit Meggie, die sich kaum noch wagte, das Wort »Papa« auszusprechen. Als Kind scheut man sich. Dennoch versuchte sie auf allen möglichen Wegen, wenigstens ein Detail über diesen Unbekannten zu erfragen. Einmal marschierten zwei Soldaten am Haus vorbei, da erklärte sie ihrer Mutter absichtlich provokant, dass sie die französischen Uniformen in Blau viel schöner fände als die der Deutschen in Grau. In Münsingen waren deutsche und französische Soldaten stationiert, sie gehörten zum normalen Stadtbild. Die Mutter reagierte aufgebracht: Sowas dürfe man auf keinen Fall sagen!

Ein Tabu wirkt viel subtiler als ein Verbot, weil das Tabu nicht begründet werden muss. Es wirkt von innen heraus und sorgt bei denen, die ihm unterworfen sind, auch noch dafür, dass sie sich selbst mit schlechtem Gewissen bestrafen. Tabus können übermächtig wirken, obwohl sie kaum logisch erfassbar scheinen, man duldet sie in stiller Übereinkunft, um kein Zerwürfnis zu riskieren. Nach einer Brustkrebserkrankung der Mutter zog die kleine Familie 1960 in das Ruhrgebiet, da dort Verwandte lebten und die Mutter ihre Töchter versorgt wissen wollte. Oberhausen im Ruhrpott war für Meggie als Naturkind ein Kulturschock, eine unschöne Erfahrung. Die Zechen arbeiteten noch, die Luft war geschwängert mit Ruß und üblen Gerüchen.

1962, zwei Wochen nach Meggies 15. Geburtstag, starb ihre Mutter. Und mit ihr Meggies Chance, ihrer Mutter noch Fragen zu stellen. Bei der Haushaltsauflösung fanden sie und ihre Schwester im Keller die »Notfalltasche« ihrer Mutter, ein Relikt aus Bombennächten, gefüllt mit Dokumenten, Pässen, Fotos. Einige zeigten einen französischen Soldaten. Ihr Vater? »Das ist der kleine Franzose«, kommentierte ihre große Schwester. Als Meggie energisch nachfragte, konnte sie sich daran erinnern, dass 1945 ein französischer Soldat in die Wohnung der Mutter einquartiert wurde. Die Gendarmerie sollte nicht in der Kaserne wohnen, sondern in den Wohnungen der Deutschen. Die Mutter war in diesem Jahr selbst aus dem Ruhrgebiet evakuiert worden, wegen der vielen Bombenangriffe. Ursprünglich hatte die Wohnung einem SS-Mann aus Ulm gehört, der seine Unterkunft in Münsingen nur gelegentlich für Jagdausflüge nutzte. Es war eine große Wohnung mit fünf Zimmern, Küche, Bad. Bis 1949 teilten der französische Besatzungssoldat und die deutsche, alleinerziehende Witwe eine Wohnung. Offenbar waren sie sich in dieser Zeit nähergekommen.

Meggies Schwester erinnerte sich, dass er André hieß, in Frankreich verheiratet war und dort eine Tochter hatte. Die Schwester erzählte weiter, dass sie noch nie einen Mann erlebt habe, der sich so innig um ein Baby gekümmert hatte: »Du warst immer auf seinem Arm, wenn er kam. Er hat dich immer geschaukelt, für dich gesungen und dich lieb gedrückt«, so die Schwester. Die ersten 16 Monate ihres Lebens war Meggie also von väterlicher Zuneigung und der französischen Sprache umgeben. Doch 1949 wurde der Vater nach Frankreich zurückbeordert. Auf einmal war er weg. Wie ein Geist. Warum hat er sich nie wieder gemeldet? Diese Frage begleitet Meggie Beck ihr gesamtes Leben lang.

Die Unerwünschten

Historiker schätzen die Zahl der Kinder, die aus Beziehungen von Besatzungssoldaten und deutschen Frauen im ersten Nachkriegsjahrzehnt hervorgegangen sind, auf 200 000. Neue Studien gehen von bis zu 400 000 Kindern aus. Trotz dieser Zahlen waren diese Kinder sehr lange ein familiäres wie gesellschaftliches Tabu. Bis heute. Ihre Herkunft wurde vertuscht. Ihnen wurde ein anderer Vater vor die Nase gesetzt, wie bei Jack-Peter Kurbjuweit, oder die Mütter schwiegen stur über Jahre und Jahrzehnte hinweg. Manchmal bis zum Tod. Dieses Schweigen konnte aus purer Scham resultieren, da man »sich mit dem Feind eingelassen hatte«, wie es damals hieß. Dabei waren nicht alle Besatzungskinder Ergebnis freiwilliger Liebesbeziehungen, oft entstanden sie auch als Folge sexueller Gewalt oder aus eher pragmatischen Versorgungspartnerschaften. Das Schweigen über die Herkunft konnte aber auch dem Schutz des eigenen Kindes dienen, um es vor Ausgrenzung, Entführung oder Gewalt zu bewahren. Dennoch ahnten diese Kinder hinter dem Schweigen das Geheimnis. Das Gefühl, das etwas Düsteres verschleiert werden müsse. Etwas, woran sie sogar selbst schuld sein könnten.

»Tabuisierungen, Verheimlichungen und Lügen: Die Besatzungskinder trugen vielfach ein doppeltes Stigma; sie waren von unehelicher Geburt und Kinder einer Beziehung mit dem ›Feind‹. Sie wuchsen in einer Welt auf, in der ein existenzielles Konstituens – ihre Herkunft – idealisiert, verteufelt oder verschwiegen wurde. Bei einem großen Teil sind die Folgen von Stigmatisierung und Ausgrenzung bis heute spürbar. Die gesellschaftliche Ächtung – oder die Angst davor – prägte den Lebenslauf einer Vielzahl der Besatzungskinder. Dies war und blieb besonders schmerzhaft, wenn wenig bis nichts vom Vater bekannt ist.«[9]

Die Suche nach dem leiblichen Vater wurde für viele Besatzungskinder zum Grundthema ihres Lebens, so auch für Meggie. Wie konnte der Vater sie und ihre Mutter im Stich lassen? Diese Frage, die Meggie Beck so lange umtrieb, ließ sich in vielen Fällen pragmatisch beantworten. Zwar bekamen die französischen Besatzungssoldaten auf Flugblättern moralische Appelle wie diesen zu lesen: »Lass deinen Hass und deine Würde als Sieger dein Verhalten bestimmen, aber nicht Ausschreitungen, noch Verletzungen. Plünderungen und Vergewaltigungen sind schwere militärische Vergehen, welche mit dem Tode bestraft werden«, so die Übersetzung eines französischen Flugblattes an die Soldaten der Ersten Französischen Armee. Dennoch kam es besonders in den ersten Wochen der Besatzung im Südwesten Deutschlands zu gewaltsamen Plünderungen, Übergriffen und Vergewaltigungen durch Franzosen. Eine Studie des Historikers Marc Hillel ergab, dass französische Soldaten im Stuttgarter Raum 1200 Frauen zwischen 14 und 74 Jahren vergewaltigten. In Konstanz kam es zu 400 sexuellen Übergriffen, in Freudenstadt zu etwa 500 Vergewaltigungen. Während im kollektiven Gedächtnis vor allem die Verbrechen der Roten Armee mit ihren

Vergewaltigungsexzessen in Berlin und Ostdeutschland präsent blieben, sollte nicht vergessen werden, dass auch westliche Alliierte den besiegten Feind durch Gewalt gegen deutsche Frauen und Mädchen schmerzvoll demütigten und Schaden an ungezählten Leben anrichteten, körperlich wie seelisch.

Auf der französischen Seite war ein Kind mit einer Frau aus der Besatzungszone ebenfalls tabuisiert. Bis 1949 galt das Gesetz des Alliierten Kontrollrates, das die Soldatenväter vor jeder Nachforschung schützte. Eine Klage auf Unterhalt war zwar möglich, aber durch diverse Klauseln und Gesetze in der Praxis kaum umsetzbar. Zusätzlich installierte die Militärregierung auf deutschem und auf französischem Boden eine Infrastruktur, um Kinder aus Misch-Beziehungen zu finden und nach Frankreich zu vermitteln, sie also zu »repatriieren«, was so viel wie »Rückführung in die Heimat« bedeutet. Das heißt, die Mütter mussten fürchten, dass ihnen im Fall einer Vaterschaftsanerkennung aus Frankreich die Verschleppung des eigenen Kindes drohte. Manche Mutter unterschrieb verzweifelt einen Verzichtsvertrag, wenn sie nicht wusste, wie sie das Baby ernähren sollte. Diese Kinder kamen in Heime, um dort unter neuem Namen an französische Familien weitervermittelt zu werden. Diese Heime auf deutschem Boden wurden vom französischen Roten Kreuz unter Aufsicht der Militäradministration betrieben, etwa im Schwarzwälder Luftkurort Nordrach, in Tübingen, in Appenthal und in Bad Dürkheim.[10]

Vielleicht spielten all diese behördlichen Vorgänge eine Rolle bei der Entscheidung von Meggies Vater, lieber spurlos zu verschwinden, sodass Meggie Beck als ein nicht registriertes Besatzungskind bei ihrer Mutter aufwuchs.

Ein Foto führte zum Vater

2013 besuchte Meggie zusammen mit einer Freundin die Hengstparade des Landesgestüts Baden-Württemberg in Marbach, danach spazierten sie durch Meggies Geburtsstadt Münsingen. Im Vorbeilaufen fiel ihr ein Gebäude auf, das ihr bekannt vorkam. Dies musste das Haus sein, in dem sie als Kind gewohnt hatte! Während sie vor dem Haus standen, wurden sie von einer Frau angesprochen. Wie sich herausstellte, war sie eine Verwandte der früheren Vermieterin von Meggies Mutter und konnte ein Treffen mit dieser Vermieterin vermitteln. Sie war inzwischen 96 Jahre alt, ihr fehlte ein Bein, doch sie war hell im Kopf. Ihre Worte zur Begrüßung im breitesten Schwäbisch: »Sia sehat grad so aus wia Ihr Vaddr« – Sie sehen genauso aus wie Ihr Vater. Meggie brach in Tränen aus. Niemals zuvor hatte jemand ihren Vater in ihr gesehen.

Die Vermieterin erinnerte sich an Meggies Vater als einen freundlichen Menschen, der immer liebevoll mit seiner Tochter gewesen sei. Die betagte Dame hatte sogar einen Brief der »Madame«, der französischen Ehefrau, an Meggies Vaters aufbewahrt. Aus dem Jahr 1949, beschriftet mit Absender und Adresse: »So hatte ich endlich den richtigen Vornamen und den Nachnamen meines Vaters herausgefunden. Unglaublich. So ein Zufall, welch ein Glück«, erzählt Meggie. Monate später fuhr sie zu dieser Adresse in den französischen Alpen. Doch weder im Rathaus, in der Gendarmerie noch im Archiv von Lyon konnte ihr jemand helfen.

2015 hörte Meggie an der Universität Köln einen Vortrag über Besatzungskinder, auch jene aus Norwegen oder Dänemark. Ihr wurde klar, dass sie nicht alleine war mit diesem Geheimnis in ihrem Leben. Während dieses Abends lernte sie die Professorin Elke Kleinau kennen, welche die ungeraden Lebensläufe der

Kriegskinder erforschte.[11] Diese empfahl ihr den Verein Cœurs sans Frontières – Herzen ohne Grenzen, der aus französischen und deutschen Nachkommen besteht, die diesseits und jenseits des Rheins nach ihren Eltern suchen. Meggie wurde Mitglied. Ein Gruppenfoto von 1947 wanderte in die Suchleiste der Website. Dieses Foto zeigt die Erstkommunion von Meggies älterer Schwester. Darauf zu sehen: Ihre sichtbar schwangere Mutter, ihr Vater mit seiner französischen Ehefrau und deren gemeinsame, damals 17-jährige Tochter Georgette. Eine seltsame Szenerie, alle zusammen in scheinbarer Einigkeit. Meggie schrieb dazu folgenden Text:

»Brief an meinen toten Vater. Lieber Papa, lieber Vater, wie soll ich dich nennen, du Mensch meiner lebenslangen Sehnsucht, Du, der immer nur in meinem Kopf, nie real, nie greifbar, nie für mich existent warst. Ich habe dein Grab gefunden, nach 70 Jahren mühevollen Suchens, und alle Fragen blieben weiterhin unbeantwortet. Fragen, die mir auf der Seele brennen! Wo warst du, als ich dich nach dem Tod von Mama gebraucht hätte, gerade mal 15 Jahre alt, allein, ohne Eltern, mit einem großen Zukunftsfragezeichen? Ich stelle mir vor, wie du deine Arme um mich legtest und mir sagtest: ›Mach dir keine Sorgen, ma petite, ich bin für dich da‹.
Aber nein, du hast zu diesem Zeitpunkt Ferien mit deiner Familie in meinem Geburtsort gemacht, wo es dir als Gendarm ein Leichtes gewesen wäre, mich zu finden! Und dann kommt sie, die unkontrollierte Wut auf dich, der Zorn, über dein Unvermögen, zu mir zu stehen, meine Ohnmacht und Hilflosigkeit, mir das zuzugestehen, was jedem Kind ein Grundbedürfnis ist ... die Liebe der Eltern! Bin ich es nicht wert, dass du mich liebst?
Es zerreißt mich manchmal, dieses ambivalente Gefühl zwischen Liebe und Zorn! Ich möchte mir vorstellen, wie du mit Mama in der Küche

tanzt, ihr wiegt euch langsam zu den Klängen von ›J'attendrai‹, das gerade im Radio läuft, Mama trägt ihr schwarzes Seidenkleid mit den großen roten Mohn- und blauen Kornblumen, ihre schwarzen Haare sind frisch onduliert und ihr Kopf ruht auf deiner Schulter. Du hast deine Arme um sie gelegt und singst leise mit, während ich im Erker in meiner Wiege liege.

Warum kann ich dieses Lied nicht hören, ohne zu weinen? Ich war doch zu klein, um konkrete Erinnerungen an dich zu haben. Alles nur sentimentale, krause Gedanken, oder die Sehnsucht nach einer heilen Welt, einer Familie, bestehend aus Mutter und VATER??? Einmal, nur einmal im Leben wollte ich ›Papa‹ zu dir sagen, einmal meine kleinen Ärmchen um dich schlingen, mein Gesicht an deinen Hals schmiegen, deinen Duft einatmen, einmal den Klang deiner Stimme hören, wie du mich zärtlich ›la petite Marlène‹ nennst. Konntest du nicht, oder wolltest du nicht deine bourgeoise Welt durch mich zerstören lassen? Wo ist der Mut, zu seinen Taten zu stehen??? Ihr Franzosen seid doch ein aufmüpfiges Volk, ihr habt dem Adel die Macht genommen, habt die Demokratie aufgebaut, geht bei Allem, was euch nicht passt, auf die Straße, aber zu seinem Kind zu stehen, ist nicht drin? Konntest du nicht spätestens nach Eintritt deiner Rente, als keine Gefahr mehr für dich bestand, selbige durch deine Fraternität mit dem Feind zu verlieren, zu mir stehen? Nein, auch da hast du geschwiegen!! Ich möchte dich schütteln, dir sagen, wie schändlich du gehandelt hast, wie du dich davongestohlen hast und wie wütend du mich machst und voller Selbstzweifel. Und gleichzeitig kommt der Trotz!

Ich habe es auch ohne DICH geschafft, ein gutes Leben zu haben, vielleicht Dank der großen Liebe von Mama zu mir. Ihr verdanke ich mein Leben, meinen Charakter, mein Sentiment. Kannst du verstehen, dass sie mir so sehr fehlt und ich manchmal mit ihr spreche, obwohl sie seit 59 Jahren tot ist?

Und was ist mit Georgette, deiner legitimen Tochter, die ihr ganzes Leben mit euch verbracht hat. Hattest du nicht nach dem Tod deiner Frau noch zehn Jahre Zeit, um ihr von mir zu berichten und sie nicht gänzlich allein in diesem Kuhnest zurückzulassen und der Pflege und Willkür anderer zu überlassen? Wir hätten noch Zeit gehabt, uns kennenzulernen, bevor sie dement wurde. Sie hat mir Bilder gezeigt, auf denen du und Mama abgebildet seid, damals nach dem großen Krieg. Wie hast du das deiner Familie erklärt? Dass du nur ihre Wohnung zugewiesen bekommen hast, als du als Besatzungssoldat auf die Alb kamst, und ihr euch zwangsläufig die Zimmer teilen musstet und Mama deinen Haushalt machte???
Es gibt Tage, an denen ich meine, dass mir das Herz bricht. Jeden Tag bist du in meinen Gedanken! Du machst mich wütend, traurig, sentimental, und manchmal möchte ich schreien, gegen die Wand schlagen und dich und die Umstände zum Teufel wünschen, und doch, und doch ...
... Ich liebe Dich, Papa!
Deine Tochter Marie Marlène«[12]

Erst ein Jahr, nachdem das Foto auf die Website des Vereins hochgeladen wurde, meldete sich eine Frau, die die Ehefrau ihres Vaters auf dem Foto erkannt hatte. Meggie bekam eine Adresse und den Namen ihrer Halbschwester. Endlich. Vorsichtig nahm sie Kontakt zu ihrer Halbschwester Georgette auf und besuchte sie in der Bourgogne. Die Begegnung verlief freundlich, doch Georgette litt bereits an Demenz, hatte immer wieder Erinnerungslücken. An dem einem Tag erkannte sie ihre neue Halbschwester, am nächsten Tag wieder nicht. Für Meggie war es merkwürdig, ihre Schwester nach dem Vater zu befragen. Die Formulierung »unser Papa« wollte ihr nicht über die Lippen kommen, also fragte sie Georgette nach »deinem Papa«, um sie nicht zu verletzen, da sie doch ihr Leben lang nichts von einer deutschen Halbschwester gewusst hatte.

Bei ihrem dritten Besuch wurde Meggie, die mit ihrer Tochter und ihrer Enkeltochter angereist war, plötzlich von einer Nachbarin vom Hof gejagt. Ihre Enkelin meinte »Nein, du gehst nicht. Du hast jedes Recht, hier zu sein!«. Doch Meggie ging. Sie wollte sich nicht länger beschimpfen lassen, das war zu entwürdigend für sie. Ihre Halbschwester Georgette war kinderlos, besaß jedoch Land und Weinberge. Die Nachbarin und der Pächter der Weinberge bangten offenbar um ihr Erbe. Doch Meggie sagt, dass diese Weinberge sie nicht interessiert hätten: »Warum sollte ich mir so viel Arbeit mit über siebzig an den Hals hängen? Diese Menschen verstanden nicht, dass ich nur etwas über das Leben meines Vaters wissen wollte. Ich bin leider zu spät gekommen. Georgettes Geist war schon zu verwirrt.« Für sie wirkte dieser Vorfall tief einschneidend, wie eine zweite Ablehnung ihrer Existenz. Doch zumindest hatte sie das Grab von André besucht und ein Foto ihres Vaters bei Georgette abfotografiert. Nun steht es neben dem Foto ihrer Mutter in ihrem Zuhause in Bonn. Sein verschmitzter Gesichtsausdruck gefällt ihr gut.

Meggies Tochter konnte ihre Suche nicht nachvollziehen: »Ob dein Vater nun aus Usbekistan oder Frankreich stammt, welche Rolle spielt das?« Diese Haltung sei berechtigt, findet Meggie. Man solle ja selbst etwas aus seinem Leben machen. Doch sie wollte ihre Wurzeln, ihre Geschichte kennen.

Meggies deutsche Halbschwester, mit der sie in Münsingen aufgewachsen war, wandte sich in genau in jenem Moment von ihr ab, als Meggie ihre französische Halbschwester fand. Wahrscheinlich hatte Eifersucht mitgespielt, vermutet Meggie: »Das heißt, ich habe jetzt zwei Schwestern und gleichzeitig keine.«

Inzwischen sieht sie den Verein Cœurs sans Frontières als ihre Wahlverwandtschaft an. Sie fühlt sich glücklich mit der Aufgabe, anderen ungewollten Kindern mit Recherche, Zuspruch und Trost bei der oft mühsamen Suche nach dem Vater zu helfen. »Das ist uns allen ein unendliches Bedürfnis. Einfach komplett zu sein. Nicht immer dieses Fragezeichen nach dem Vater mit sich herumzutragen«.

Der weiße Fleck in der Identität

Von wem habe ich die Haarfarbe? Woher kommt mein Temperament? Die Form der Nase? Die Sehnsucht nach Chansons? Dies sind Fragen, die Kinder und Heranwachsende in Bezug auf beide Elternteile beschäftigen, um eine Identität auszubilden, die sich stimmig anfühlt. Fehlt jedoch die Hälfte dieser Informationen, wird es schwieriger, die eigene Identität zu formen. Woher komme ich? Wo liegen meine Wurzeln? »Einfach komplett sein«, wie Meggie Beck es formuliert. Diese Sehnsucht nach der fehlenden Hälfte wird zum existenziellen Thema der Identitätsentwicklung, die Suche nach dem Vater zu einer Aufgabe, die jahrzehntelang die Gefühle aufwühlen kann.

> »Betroffene, die erst später von ihren leiblichen Vätern erfuhren, berichten häufig, dass sie schon lange Zeit das Gefühl hatten, dass etwas nicht stimmte, und sie mehr oder weniger unbewusst mit dem Geheimnis ihrer Herkunft gerungen haben, ohne genau zu wissen, wonach sie suchten. Die Offenlegung stellte dann häufig eine Entlastung dar. Selbst wenn die Kinder informiert waren, wussten sie meistens sehr wenig über ihre Väter und beschreiben häufig das unbestimmte Gefühl, dass ein entscheidendes Identitätsfragment fehlt.«[13]

Geht es darum, eine Erzählung über sich selbst zu entwickeln? Eine vollständige Erzählung ohne weiße Flecken? Laut den Forschungen von Sabine Lee, Professorin für Zeitgeschichte an der Universität Birmingham, und Ingvill C. Mochmann, Professorin für Internationale Politik an der Cologne Business School, berichten viele Kinder des Krieges, die erst später im Leben von ihrer Herkunft erfahren, von einem diffusen Unbehagen und Problemen mit dem Tabu ihrer Abstammung. Bestimmend für ihre Identitätsentwicklung seien auch Umstände ihrer Zeugung, besonders für Kinder, die aus einer Vergewaltigung heraus entstanden. Diese Kinder wuchsen unter besonders fragilen Bedingungen auf, wurden als »Nachkommen des Täters«, als »lebende Erinnerung der Gewalttat an ihrer Mutter« wahrgenommen, wenn ihr Zeugungshintergrund bekannt war. Sie trugen zusätzliche Schuldgefühle mit sich, bewusst oder unbewusst.

Die Frage der existenziellen Identität, die in der Vergangenheit ihren Ursprung hat – »Woher komme ich?« – und über den gesamten Lebensverlauf einer Person von der Gegenwart – »Wer bin ich?« – bis in die Zukunft hineinläuft und in der Frage endet »Wer werde ich sein?«, hinterlässt bei vielen Kriegskindern ein beeinträchtigtes Zugehörigkeitsgefühl. Fast alle Kinder aus diesen unerwünschten Beziehungen wuchsen ohne jegliches oder nur mit begrenztem Wissen über den Vater auf:

> »Ihre Väter waren nicht nur physisch in ihrem Leben abwesend, sie werden auch aktiv von jeder Erinnerung an die Vergangenheit ausgeschlossen. Im krassen Gegensatz zu anderen Mitgliedern der vaterlosen Nachkriegsgenerationen, wie etwa den Nachkommen gefallener Soldaten, wächst diese Gruppe von CBOW (Children born of war) unter dem Schleier dessen auf, was als konspiratives Schweigen über ihre Zeugung und die Identität ihres Vaters

beschrieben wurde. In den Familien dieser Kinder war es oft ein explizites oder implizites Tabu, über den Vater zu sprechen oder danach zu fragen, unabhängig von der Art der Beziehung der Eltern. Daher ist die Vaterlosigkeit, die sie erleben, oft die ›absolute Vaterlosigkeit‹ im Vergleich zu der Lücke, die andere Kinder derselben Nachkriegsgeneration erleben, die ohne Vater aufwachsen, weil diese Männer gefallen, in Gefangenschaft oder noch im Einsatz sind. Infolgedessen gibt es keine Erzählungen, Erinnerungsstücke oder väterlichen Verwandten, die als Ersatz für den Vater dienen und so seine Abwesenheit lindern können, indem sie dem Kind helfen, trotz allem ein Identitätsgefühl zu entwickeln.«[14]

Mehr oder weniger offene Diskriminierung und Stigmatisierung wird als prägende Erfahrung angesehen, die Kriegskinder in fast allen Nachkriegsgesellschaften teilen. Sie tragen mehrere Lasten, darunter: Sie sind die Nachkommen des »Feindes« und des »Ausländers« und sie wurden außerehelich geboren. Sie mussten Beschimpfungen und Diffamierungen über sich ergehen lassen, die sich gegen ihre Existenz und ihre Identität richteten, etwa »Amibankert« (amerikanischer Bastard), »Russenbalg« (russische Göre), »enfants indésirés« (ungewollte Kinder), »enfants mauvais souvenir« (Kinder der schlechten Erinnerungen) oder eben als »Bastard von der Alb«, wie im Fall von Meggie Beck. Diese harschen Wortkeulen veranschaulichen die Art negativer gesellschaftlicher Einstellungen. Ein erheblicher Anteil der unerwünschten Kriegskinder wurde in ihren Schulen, Nachbarschaften und teils sogar in der eigenen Familie offener Feindseligkeit, Gewalt und sozialer Ausgrenzung ausgesetzt.

»Die Lebensbedingungen von CBOWs in der Kindheit sind oft durch familiäre und gesellschaftliche Konfliktfelder gekennzeichnet, die sich um ihre Integration und Ablehnung drehen. Verheimlichung, finanzielle Schwierigkeiten und öffentliche und familiäre Ablehnung spielen oft eine Rolle. Angesichts der negativen Einstellungen, die Familien und Gemeinschaften gegenüber diesen Kindern und ihren Müttern hegen, ist es nicht überraschend, dass CBOW einem erhöhten Risiko von Kindesmisshandlung ausgesetzt sind. Eine deutsche Studie mit Kindern aus der Zeit der Besatzung nach dem Zweiten Weltkrieg hat erste Beweise dafür geliefert, dass diese Bevölkerungsgruppe im Vergleich zur Gesamtbevölkerung desselben Alters eine dramatisch höhere Rate an emotionalem Missbrauch und wesentlich höhere Raten an emotionaler Vernachlässigung, körperlichem und sexuellem Missbrauch erlebt hat als die gleichaltrige Gesamtbevölkerung.«[15]

Professor Dr. Heide Glaesmer forscht als Diplompsychologin an der Universität Leipzig und bereitete unter anderem 2013 eine Studie vor, die Menschen suchte, deren Väter zu den Alliierten gehörten. Daraus bildete sich ein Kreis von Nachkommen mit sowjetischen Vätern, die offene Gruppe Distelblüten – Russenkinder in Deutschland, die sich regelmäßig treffen, austauschen und sich bei der Suche nach den unbekannten Vätern gegenseitig unterstützen. Die meisten von ihnen verdanken ihr Leben einer Liebesbeziehung, einige aber auch einer Vergewaltigung, so heißt es auf der Website.[16]

Inzwischen regt mich dieses Vater-Thema innerlich ein wenig auf. Warum nach jemandem suchen, der sich nicht um den eigenen Nachwuchs scherte? Sie zeugten ein Kind, verschwanden danach im unübersichtlichen Gemenge der chaotischen Nachkriegsjahre, ließen die Mütter zurück, die sich um die Versorgung eines Babys kümmern mussten, egal wie. Es waren Jahre des Hungers, der Bedürftigkeit, des Mangels. Die Väter verschwanden zurück in ihr Heimatland, ohne eine Kontaktmöglichkeit, viele Mütter kannten nicht mal den Nachnamen des Kindsvaters, auch von Behörden und Ämtern wurde die Suche nach dem Kindsvater erfolgreich blockiert. Doch er hätte Kontakt aufnehmen können, einen Brief senden oder eine Postkarte zum Geburtstag. Aus welchem Grund hängt man an einem Menschen, der die unsichtbaren Gesetze der Menschlichkeit ignorierte? Wie kann das sein? Warum werden diese Kriegskinder dennoch vom tiefen Wunsch getrieben, diese Erzeuger zu finden? Obwohl sie zum Wachsen und Gedeihen ihrer Nachkommen nichts beigetragen haben? Ich frage die Protagonisten und die Antworten klingen ähnlich. Ja, man wisse, dass dieses Verhalten tief verletzend sei. Dass man diese Väter auch innerlich verachte oder verdamme. »Aber dennoch.« Auch ohne eine väterliche Liebe herbeizusehnen, die ohnehin fragwürdig erscheint und zusätzlich behindert wird durch politische Grenzen. Ohne jedes Wollen oder Müssen existiert offenbar eine Sehnsucht nach dem Wissen um die eigenen Wurzeln. Nicht bei allen in dieser Gruppe der »unerwünschten Kinder«, aber bei vielen eben doch.

Da mich diese Frage bewegt und ich keine Antwort finde, reiche ich sie weiter, an Professor Dr. Heide Glaesmer:

> »In unserem ursprünglichen Modell, das wir entwickelt hatten, kamen die Faktoren Stigma, Vernachlässigungserfahrung und Identität vor, hinter dem letzten Punkt könnte man die Vaterlosigkeit mit reinpacken. Es ist wie ein fehlendes Identitätsfragment. Wir haben die große Bedeutung dieser Vaterlosigkeit und der Suche zunächst etwas unterschätzt. Es geht oft um das Aussehen oder welches Hobby er hatte. Damit man weiß, woher kommen meine Prägungen aus der anderen Hälfte? Aber warum diese Fragen an den ungekannten Vater

so eine Rolle spielen, hat sich mir bislang nicht völlig erschlossen. Wir sehen diese Sehnsucht auch bei Adoptivkindern.«[17]

Seit 1989 haben diese Kinder ein Recht darauf, ihre eigene Abstammung zu kennen. Ab dem 16. Lebensjahr können sie die Vermittlungsunterlagen einsehen, die Zustimmung der Adoptiveltern zur Akteneinsicht ist dann nicht mehr notwendig. Zudem müssen Mütter ihren Kindern den Namen des leiblichen Vaters nennen, auch wenn das Kind adoptiert wurde, so beschloss der Bundesgerichtshof 2022. Der Psychologe und Familienforscher Martin Textor hat sich ausführlich mit dem Thema Adoptionen beschäftigt. Er schreibt:

»Adoptierte stellen aus einer Vielzahl von Gründen Nachforschungen nach ihren leiblichen Verwandten an: Manche sind an medizinischen und erbbiologischen Informationen interessiert, andere wollen sich ein Bild von dem Aussehen und der Persönlichkeit der leiblichen Eltern machen oder die Umstände ihrer Adoption (insbesondere die Freigabegründe) erfahren. Einige sind nur an bestimmten Fakten interessiert, andere möchten Eltern und/oder Geschwister persönlich kennenlernen. Tiefer liegende Gründe für die Nachforschungen können in den Identitätskonflikten vieler Adoptierter liegen. Sie möchten einerseits zu einer festen persönlichen Identität gelangen und andererseits sich sozial platzieren. Dazu ist notwendig, dass sie Lücken in ihrem Wissen um die eigene Herkunft schließen, Kontinuität zwischen Gegenwart und Vergangenheit herstellen sowie ein Gefühl der genealogischen Zugehörigkeit gewinnen«.[18]

Ein Thema mit Abgründen. Heide Glaesmer meint dazu im persönlichen Gespräch:

»Die Menschen, die wir kennen, mit denen wir gearbeitet und geforscht haben, erzählten immer wieder, dass sich in dem Moment, in dem sie etwas über den Vater herausfinden, etwas auflöst. Es schließt sich ein Kreis. Obwohl die Väter in der Regel nicht mehr leben. Es geht nicht darum, den Vater unbedingt zu treffen, sondern, dass die Frage nach der Herkunft gelöst ist. Warum diese Frage so immens wichtig ist, konnten wir wissenschaftlich noch nicht abschließend klären. Ich weiß nur, dass sie eine immense und individuelle Bedeutung in sich trägt. Als wir damals unsere Studie geplant hatten, existierte keine Forschung dazu. Daher beschäftigten wir uns mit Literatur über Spendersamenkinder und Adoptionskinder. Auch da stellte sich heraus, dass dieses Thema der Herkunft eine immense Bedeutung hat. Obwohl es nur die Hälfte der Gene betrifft. Ich sage bewusst ›nur‹. Man ist mit diesem Menschen nicht aufgewachsen. Der Vater hat das Kind in der Entwicklung nicht geprägt. Gene sind einerseits wichtig, andererseits auch nicht so wichtig. Diese Frage wollte ich klären, weil mir selbst diese Bedeutung nicht immens wichtig erschien. Aber ich habe damals nichts gefunden. Ich glaube, es ist eine entwicklungspsychologische Aufgabe, in seine eigene Lebenserzählung eine Ordnung hineinzubringen. Deshalb haben viele Menschen im mittleren und höheren Alter angefangen zu suchen und sich vielleicht auch mit blinden Flecken auseinanderzusetzen. Ich glaube, dass sich dies auf familiäre Verbindungen überträgt, die über die Generationen reichen. Dass man versucht, nicht nur eine Erzählung über sich selbst zu erschaffen, nicht nur von der Geburt bis heute. Man will auch beantworten, wer waren meine Eltern und meine Großeltern? Was hat diese Menschen geprägt? Inwieweit spiegelt sich das in meinen Verhaltensweisen? Das hat etwas mit Selbstvergewisserung zu tun.«[19]

Eine Narbe, lebenslang

Manchmal lasse ich beim Wäschefalten nebenbei Podcasts oder den Fernseher laufen. Gerne auch das SWR Nachtcafé wegen des empathischen Moderators, der den Gästen Raum und Zeit lässt, ihre Geschichte zu erzählen. Einmal kommt mir beim Zuhören eine Stimme sehr bekannt vor. Ich schaue hin und ja, da sitzt Meggie Beck: »Meine Meggie«, denke ich spontan. Sie sieht genauso aus, wie ich sie mir am Telefon vorgestellt hatte. Pagenschnitt, weißer runder Kragen, schwarzes, kurzes Jäckchen. Eine adrette Erscheinung. Als ich sie betrachte, frage ich mich, welche Wirkung sie wohl auf die Männer in ihrem Leben hatte. Wie ihre Beziehungen liefen, wenn doch der erste und wichtigste Mann sie im Stich gelassen hatte? Diese Frage treibt mich um. Darf ich sie stellen oder wäre sie zu intim? Wir hatten mehrmals telefoniert, dieses Mal schreibe ich Meggie lieber an. Formuliere vorsichtig, ob der fehlende Vater einen Einfluss auf ihre Beziehungen zu Männern gehabt habe. Ihre Antwort folgt einige Tage später:

> »Ich habe mich mit 18 Jahren für volljährig erklären lassen – damals wurde man mit 21 volljährig –, habe mir ein möbliertes Zimmer gemietet und mein Leben eigenständig und selbstbestimmt gelebt. Als ich mit 20 Jahren von meinem Verlobten schwanger wurde, habe ich ihn verlassen, da ich feststellte, dass mir die Liebe zu ihm abhanden gekommen war. Ich wollte nicht in einer lieblosen Ehe gefangen sein – wir waren die aufmüpfige Generation –, obwohl der Kindsvater mich heiraten wollte. Ich dachte, im Jahre 1967 sei ein uneheliches Kind kein Problem, schließlich hatte meine Mutter das unter viel schwierigeren Bedingungen auch geschafft. Nicht bedacht hatte ich, dass in vielen Köpfen noch immer die alten Vorurteile herrschten!

Aber ich hatte das Glück, in einem kreativen Beruf zu arbeiten und einen wunderbaren Chef und ebensolche Kollegen zu haben, die mich und meine Tochter nicht nur akzeptierten, sondern auch in ihre Unternehmungen integrierten. Ich war Schaufenstergestalterin und Plakatmalerin und recht erfolgreich in meinem Beruf. Ich war die erste Frau im Hertie-Konzern, die zur ›Ersten Dekorateurin‹ aufgestiegen war. Ich heiratete 1973 und ließ mich in diese Ehe fallen wie auf ein weiches Kissen, genoss die soziale Stellung und die finanzielle Freiheit, endlich nicht mehr jeden Pfennig dreimal drehen zu müssen. Den goldenen Käfig sah ich nicht. Dummerweise hatte ich nach der Hochzeit meinen Beruf aufgegeben und mich nur noch der Familie gewidmet. Hat meinem Selbstbewusstsein nicht gutgetan, nur noch ›die Frau vom Doktor‹ zu sein. 1977 bekam ich meinen Sohn, während meine Ehe in den nächsten Jahren immer mehr zerrüttete. Ich verschloss die Augen vor seinen Seitensprüngen, denn ich wollte VATER, MUTTER, KIND!!! Durch Psychopharmaka wurde ich immer mehr zum Wrack. Ich hatte eine gute Bekannte, Ärztin in der Psychiatrie, die mir bei meinem Entzug der Tranquilizer half. Als mein Kopf 1988 wieder klar wurde und ich das Ausmaß dieser Abhängigkeit von Wohlstand und Prestige sah, besann ich mich auf meine alte Stärke, nahm meinen Sohn – meine Tochter war schon ausgezogen – und verließ ihn.

Als mein Sohn mit 17 Jahren für ein Jahr als Austauschschüler nach Amerika ging, brach mein ganzes Konstrukt zusammen. Ich hatte Panikattacken, Tunnelblick, Schwindel. Kam in eine psychosomatische Klinik. Ich war insgesamt drei Mal in einer Klinik und hatte zu Hause in Bonn ambulante Psychotherapie. Es wurde festgestellt, dass ich mit Trennungen nicht umgehen kann und all die Jahre vor dem Zusammenbruch nur stark sein musste für meinen Sohn. Als er ging, brach ich zusammen. Ich denke, das ist ein Relikt aus meiner Kindheit, das ich da mit mir herumschleppe. Ich tue mich heute noch schwer mit

Abschieden. Es gibt dunkle Momente, aber ich habe gelernt, damit umzugehen. Trotzdem war es mir bis jetzt unmöglich, wieder eine feste Beziehung einzugehen.
Jetzt noch eine wunderbare Geschichte! Ein Mitglied unseres Vereins hat bei einem Besuch von Verwandten in der Bourgogne das Rathaus des Heimatdorfes meines Vaters aufgesucht und dort eine Dame kennengelernt, die sich sehr für meine Geschichte interessierte. Nachdem sie einige von mir verfasste Geschichten auf unserer Webseite gelesen hatte, bekam sie das Bedürfnis, mich persönlich kennenzulernen. Wir haben per Mail kommuniziert und als wir im letzten Jahr unser jährliches Treffen in der Normandie hatten, eine Gedenkfeier für die 80 Jahre Landung der Alliierten, hat sie den weiten Weg auf sich genommen, um mir von meinem Vater zu erzählen!!! Ich bin immer noch gerührt und unendlich dankbar, diese Dame kennengelernt zu haben, die im Dorf herumging, um Informationen über meinen Vater zu bekommen. Auch bestätigte sich meine Ähnlichkeit mit ihm und jetzt wissen viele Leute dort von meiner Existenz. Was mich mit einer gewissen Genugtuung erfüllt. Ich bin nicht mehr UNSICHTBAR!!«

Mich rühren diese Zeilen. Ich antworte ihr, dass sie doch keinesfalls mehr unsichtbar sein kann, wenn sie bereits im Fernsehen zu sehen war und ihre Geschichte nun in einem Buch erzählt wird. Für ihre Kinder und Enkel, ebenso wie für alle, die ähnliche Gefühle erleben, die in den Irrwegen und Ungerechtigkeiten der Historie ihrer Herkunftsfamilie wurzeln.

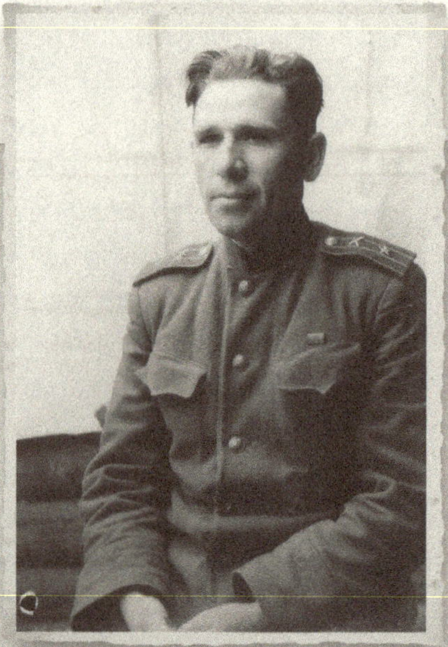

Oben: Marianne Gutmanns Vater.
Unten: Marianne (rechts) mit ihrem Halbbruder Wladimir (links) und ihrer Mutter (Mitte).

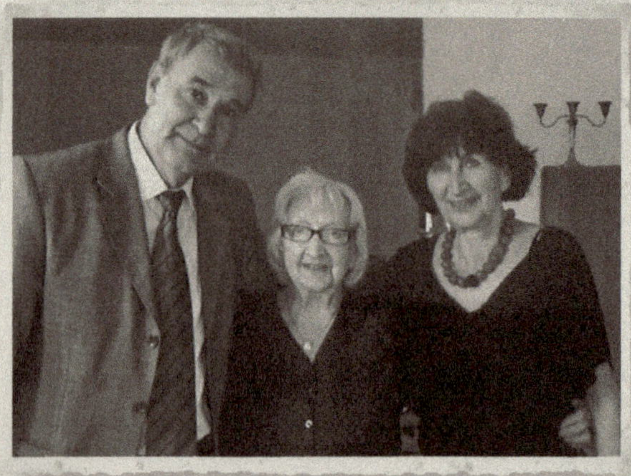

»Wir, die menschlichen Blindgänger des Zweiten Weltkrieges«

MARIANNE GUTMANN, GEBOREN 1945

Bei der Recherche zu diesem Buch stieß ich auf die offene Gruppe Distelblüten – Russenkinder in Deutschland, die aus Heide Glaesmers Forschungsprojekt an der Universität Leipzig zu Kindern der Alliierten in Deutschland hervorging. Daraus bildete sich ein kleiner Kreis von Menschen mit Vätern aus der russischen Roten Armee heraus. Sie nannten sich »Distelblüten«, weil diese Pflanze dem gemeinsamen Grundgefühl entsprach: stachelig, doch trotzdem gedeihend, auch an unmöglichen Stellen. Auf der Website beschreiben verschiedene Mitglieder ihre Suche nach dem Vater. Ich bleibe an der Geschichte von Marianne Gutmann aus Bonn hängen. Da sie immer noch als Psychologin tätig ist, kann ich sie schnell finden und per Mail anschreiben. Sie antwortet schnell und reagiert begeistert, da sie es relevant findet, dass diese Lebensgeschichten nicht in Vergessenheit geraten. Wir telefonieren mehrfach, sie sendet mir einen aktuellen Artikel über ihre Vatersuche aus der Lokalzeitung, dem General-Anzeiger Bonn. Die Erinnerung wachhalten, darum geht es ihr. Auf der Website der Distelblüten hat sie ihre Geschichte selbst aufgeschrieben und auf mich wirkte ihr Text so umwerfend emotional, dass ich ihn – mit ihrem Einverständnis –, nur in Teilen gekürzt und aktualisiert, direkt wiedergeben will, denn ergreifender könnte ich ihn nicht nacherzählen. Also soll sie selbst zu Wort kommen:

»Hatte ich damals nicht beinahe vor ihm gestanden, vor dem unbekannten Vater? Damals, als 27-Jährige im Jahr 1974 im Park von Rostow am Don? War er nicht einer aus der Gruppe der Kriegsveteranen, die dekoriert mit den Orden des Zweiten Weltkriegs im Schatten eines Baumes Schach spielten? Damals hatte ich mich nicht getraut, meinem Impuls zu folgen, hinzugehen und im spärlichen Russisch zu fragen, ob jemand in Deutschland gewesen war im Zweiten Weltkrieg, dann nach Kriegsende als Besatzungssoldat in Stolpmünde; ob jemand aus der Gruppe vielleicht Alexander Iwanowitsch hieß und meine Mutter Wilma kannte? Aber damals erschien mir das zu verrückt, mir fehlte der Mut, meine Knie schlotterten und mein Herz raste, sie ließen mich wie gelähmt stehen. Der Mut, der mir damals gefehlt hatte, kam erst viele Jahre später, nach vielen vergeblichen Anläufen des Suchens. Nicht aus eigener Kraft, sondern mit Hilfe und auf Druck meiner Freunde. 26 weitere Jahre sollten vergehen. Es war mein Cousin, der mir eröffnete – ich war damals vielleicht 14 oder 15 Jahre alt –, ich sei ein uneheliches Kind und, schlimmer noch, ein Russenkind, das Kind eines Rotarmisten. Immerhin, so meinte er tröstend, der Russe sei Offizier gewesen, die Beziehung zu meiner Mutter ein eher liebevolles Verhältnis, keine Vergewaltigung. Er wisse es von seiner Mutter, ihr sei das von meiner Mutter erzählt worden. Mein Herz raste in diesem Augenblick und mir war zum Heulen. Doch schon damals konnte ich meine Gefühle beherrschen. Gut, mir war bewusst, dass der neue Ehemann meiner Mutter – sie hatte ihn kennengelernt, da war ich bereits vier Jahre alt – mich an Kindes Statt angenommen hatte. Aber meine Mutter war doch Witwe gewesen und ich das Kind des gefallenen Ehemannes! Bis zu ihrer neuen Verheiratung hatten wir beide denselben Namen, Wirt, getragen! Komisch nur, dass sie nie von ihm sprach, dass es weder Fotos von ihm gab, noch irgendeine Information oder Verwandte von der vermeintlichen väterlichen Seite. Aber nach dem Krieg und der Flucht aus Ostpreußen war sowieso alles durcheinander.

Da war schon immer etwas Komisches mit mir gewesen. Ich hatte, so lange ich mich erinnern kann, das ganz seltsame Gefühl, mit mir sei etwas nicht in Ordnung, irgendwie gehöre ich nicht richtig dazu, werde seltsam gemustert von der Verwandtschaft, die ab und zu unseren kleinen Haushalt besuchte, bestehend aus meiner Mutter, der Oma und mir. Als meine Mutter mich mitnahm, um mich in der Grundschule anzumelden, wurde ich aus dem Zimmer geschickt, durfte bei dem Gespräch zwischen dem Lehrer und meiner Mutter nicht anwesend sei. Warum nicht? Eine Großtante brachte einmal ein Foto mit, das meine Mutter in Begleitung eines Mannes damals in Ostpreußen noch vor dem Krieg zeigte. Ganz beglückt dachte ich damals, das könnte mein Vater sein, und fragte Tante Anna: Ist das mein Vater? Da war ich vielleicht fünf Jahre alt. Tante Anna guckte mich mit, wie mir schien, entsetzten Augen an und sagte kein Wort. Da war mir klar, dass ich diese Frage nie wieder stellen dürfte, und daran hielt ich mich. Selbst als ich, vielleicht zwölfjährig, nachdem meine Mutter wieder geheiratet hatte und es einen kleinen Bruder gab, das Familienbuch im Kleiderschrank fand, zwischen Sachen, die ich zum Verkleiden gesucht hatte. Was ich sah, war für mich ein Schock. Zunächst gab es da die Seiten für das Ehepaar Bernd und Wilma, bei ihr waren der Mädchenname und der Witwenname hinzugefügt worden, dann folgte die Seite für das gemeinsame Kind, für meinen kleinen Bruder. Eigentlich hätte ich als die Ältere zuerst genannt werden müssen, aber ich sah ein, dass er als gemeinsames Kind Vorrang hatte. Das schmerzte nur ein wenig und vernünftig, wie ich war, akzeptierte ich diesen Umstand. Schließlich war ich nur ein angenommenes Kind. Und dann folgte die Sparte mit den angenommenen Kindern aus möglichen früheren Ehen. Jetzt hätte meine Seite kommen müssen! Aber es folgten, da die Familienbücher damals Vordrucke für etwa zehn Kinder bereithielten, jede Menge leerer Seiten. Nichts, mich gab es nicht! Und ganz zum Schluss war eine Seite mit Platz für adoptierte Kinder aus unehelichen Beziehungen. Hier standen meine Vornamen, mein Geburtsdatum, ein Nachname, den ich bis dahin nur als den meiner Oma gekannt hatte, der Geburtsname meiner Mutter. Und dann: Vater unbekannt. Ich fühlte mich vernichtet, belogen und betrogen. Mein Körper war ein einziges Herzklopfen, alle Kraft war nötig, die Tränen und das Schluchzen zurückzuhalten.

Das Wichtigste war für mich in dem Augenblick, das alles zu verbergen. Mit diesem Wissen war ich einige Jahre allein auf mich gestellt gewesen, bis ich, nachdem mich mein Cousin mit dieser Wahrheit konfrontiert hatte, wagte meine Mutter zu fragen. Sie gab gern Auskunft über einen gewissen Alexander Iwanowitsch, so lautete sein Vorname, erzählte freundlich von ihm, hatte ihn gemocht und die ungeplante und gar nicht passende Schwangerschaft nach zwei kinderlosen Ehen und zweifacher kriegsbedingter Witwenschaft als Grund zum Überlebenwollen nach Krieg und Flucht gedeutet. Einen guten Charakter habe er gehabt, habe sich für den Schutz deutscher Frauen eingesetzt, sei gebildet gewesen und humorvoll. Er habe ihr ein Foto mit seiner Adresse auf der Rückseite überlassen. Meine Mutter hatte wohl schon länger auf meine Frage nach dem Vater gewartet und geglaubt, sie täte gut daran, mir die Initiative zu überlassen.

Was sie nicht wusste: dass Kinder nicht wie kleine Erwachsene selbstbestimmt fragen, sondern auf das reagieren, was sie unbewusst und halb bewusst aus ihrer Umgebung heraus erspüren. Ich musste nämlich ihr Geheimnis mittragen. Meine Mutter hatte, um ihr Kind vor dem zu schützen, was in den Nachkriegsjahren und noch lange Zeit danach an Intoleranz, Vorurteilen und Ablehnung bis hin zum Hass – immerhin war ich ein Kind des Feindes – verbreitet war, mich gegen das Gesetz unter falschem Namen, ihrem Witwennamen, überall angemeldet und vorgestellt. Sie muss um Verständnis regelrecht gebettelt haben, zumindest bei der Verwandtschaft ihres an Kriegsfolgen verstorbenen Ehemannes. Es ging um Erbstreitigkeiten. Vermutlich fürchtete meine Mutter, ihre Erbansprüche zu verlieren. Sie kämpfte, schließlich könne das Kind doch nichts dafür, die Androhung wurde schließlich zurückgezogen. Und die Lehrer meiner Grundschule spielten mit. Welch weise Entscheidung zur Lüge: Sie wollte nicht, dass durch unsere unterschiedlichen Nachnamen alle Welt weiß, dass ich kein eheliches Kind war und so Fragen nach dem leiblichen Vater gedroht hätten. Eine Flüchtlingsfrau mit einem Kind ohne Vater – da wusste man doch Bescheid!

Einmal, so erzählte meine Mutter später, habe eine Frau sie gefragt, wie sie denn eigentlich zu ihrem Kind gekommen sei, und sie habe geantwortet, ›So wie Sie zu Ihrem‹. Dass ich endlich einen Namen und ein paar Informationen hatte, war aufregend und beruhigend zugleich, auf jeden Fall wohltuend. Das Thema Vater Alexander Iwanowitsch blieb ein Geheimnis zwischen meiner Mutter und mir. Mit meinem Stiefvater oder meinem Bruder habe ich darüber nicht gesprochen. Mein Studium begann inmitten der großen Umwälzung damaliger Selbstverständlichkeiten. Die kulturelle Revolution der 1968er entdeckte Offenheit und Austausch, meine Herkunft musste nicht mehr verschwiegen werden, war für viele eher interessant geworden. Damals hatte ich einen Traum: Ich wollte andere Kinder aus dieser Kriegskonkursmasse finden, wollte sie nach ihrem Schicksal befragen und dieses Wissen in ein Buch oder eine Diplomarbeit einfließen lassen. Daraus wurde damals nichts, ich fand niemanden und mir fehlte der Mut, aber auch jeder Plan, wie ich ein solches Vorhaben in Angriff nehmen könnte. Heute verstehe ich, dass ich nicht allein sein wollte mit meinem Schicksal. Jedenfalls konnte ich mit Freunden über dieses Thema sprechen und sie meinten, ich könnte doch nach meinem Vater suchen. Ja, gute Idee, aber wie sollte das gehen? Meine Mutter hatte mir seine zwei Vornamen genannt, Alexander Iwanowitsch, sogar den Dienstgrad hatte sie sich gemerkt. Aber das Foto mit Geburtsdatum und Adresse auf der Rückseite war unwiederbringlich von der Oma vernichtet worden: ›Das Kind hatte ja einen Vater bekommen.‹

Der Gedanke, meinen leiblichen Vater ausfindig zu machen, mehr als nur Namen und Dienstgrad über ihn in Erfahrung zu bringen, hatte sich eingenistet. Zumindest wollte ich das Land kennenlernen, aus dem mein Vater stammte. Vielleicht würde ich ihn erkennen, wenn er mir zufällig über den Weg lief. 1974 fuhr ich mit einer Gruppe von Freunden Tausende von Kilometern per Auto von Berlin bis Jerewan. Verrückt! Ebenso wie die Idee, ich müsste doch leicht die russische Sprache erlernen. Bis heute keine Chance. Es war eine interessante schöne Reise, die Szene in Rostow am Don ist bis heute lebendig in meiner Erinnerung.

Aus dem verrückten Wunsch wurde ein Ziel, aber das war erst möglich geworden, nachdem meine Mutter sich an den Nachnamen des Alexander Iwanowitsch erinnert hatte. Da war ich 50 Jahre alt und mein Stiefvater war gerade verstorben. Oder hatte sie, solange mein Stiefvater, der mir ein guter Vater sein wollte, noch gelebt hatte, ihm ersparen wollen, dass ich nach einem anderen Vater suchte? Wollte sie gar verhindern, dass ich ihn tatsächlich fand und – er war ja schließlich verheiratet damals – seiner Ehefrau Unglück brachte? Es hätte zu ihr gepasst. Sein Nachname war Grabaurow. Nun erschien es mir nicht mehr verrückt, Suchbriefe zu verschicken: an das Internationale Rote Kreuz, das Museum der Roten Armee in Karlshorst, die Deutsche Botschaft in Moskau, die

Botschaft Russlands in Bonn, an unseren Botschafter in Moskau persönlich, das Archiv der Roten Armee in Podolsk. Im Internet seinen Namen immer wieder eingeben, das konnte ich selbst tun. Doch ich kam nicht weiter. Einen W.A. Grabaurow fand ich zwar, er war Autor eines Artikels in einer polnischen Zeitschrift. Ich konnte damit nichts anfangen. Falls ich überhaupt eine Antwort bekam auf meine Anfragen, war sie mit der Aufforderung verbunden, ich möge doch Geburtsdatum und die Adresse angeben, dann könne man mir eventuell weiterhelfen. Tapfer schrieb ich immer wieder zwischen 1999 und 2005 Suchanfragen. Ich bat unseren Botschafter in Moskau, mit diesem Thema doch einmal bei seinen russischen Kollegen vorstellig zu werden. Es müsste doch viel mehr Kinder von Rotarmisten in Deutschland geben, auch Kinder von Wehrmachtssoldaten in der ehemaligen Sowjetunion, das wäre doch ein spannendes, ertragreiches und lohnenswertes Thema für die Friedensentwicklung in Europa. Ich sei bestimmt nicht allein, und irgendwann würden sich sogar Historikerinnen und Historiker für uns interessieren. Ich ahnte nicht, dass ich hier prophetisch begabt war. Doch dazu später. Der Botschafter antwortete mir umgehend und sehr verständnisvoll, aber auf russischer Seite sei das Thema zu brisant, die Zeit dafür noch nicht reif. Mein Kollege und Freund Uwe machte mich auf das Ludwig-Boltzmann-Institut für Kriegsfolgenforschung in Wien aufmerksam, das war im Jahr 2009. Ich schrieb dahin und bat um Hilfe, bekam lange Zeit keine Antwort. Später stellte sich heraus, dass meine E-Mail monatelang ungeöffnet geblieben war.

Aufrüttelndes und Motivierendes kamen unverhofft: Meine Schulfreundin Anne rief mich an. Bei ihr hatte sich eine Frau gemeldet, die sich als ihre bis dahin nicht existente Schwester zu erkennen gab, die Kriegs- und Nachkriegsumstände hätten hier eine entscheidende Rolle gespielt. Meine Freundin beschrieb die Explosion ihrer Gefühle und gab mir eindringlich den Rat, die Suche nach meinem Vater noch einmal in Angriff zu nehmen, die Zeit zu nutzen. Gut, es musste ein Detektiv her, der für mich und gegen die Zeit arbeiten sollte. Jetzt kommt die Wissenschaft ins Spiel: Ein Historiker übernahm die Detektivrolle, bekam einen Werkvertrag mit dem Ziel: finde A.I. Grabaurow! Geübt in Recherchen, mit entsprechenden Kontakten und Russischkenntnissen begann er seine Arbeit, und binnen kürzester Zeit wurde er fündig. Er hatte die Idee, mit einem Namensforscher in Russland zusammenzuarbeiten. Man könne schauen, ob der Name Grabaurow in einer bestimmten Region besonders häufig vorkomme, und dann dort weitersuchen. So fand er Personen mit diesem Nachnamen: genau zwei, Vater und Sohn, beide lebten in Minsk, der Hauptstadt von Weißrussland. Beide wurden angeschrieben und gefragt, ob jemand aus der Verwandtschaft namens Alexander Iwanowitsch Grabaurow als Angehöriger der Roten Armee in Deutschland stationiert gewesen sei, in Stolpmünde, denn dort hatte meine Mutter meinen Vater kennengelernt. Beide bestätigten, ja. Aufgeschlossen und kooperativ schickten sie ein Foto ihres Vaters und Großvaters. Und ja, sie wollten Kontakt zu mir aufnehmen. Da war er nun, der erste Moment, dass ich meinem Vater vor mir sah, wenn auch nur auf einem Foto. Zu meiner Überraschung erschien er mir vertraut, vom ersten Augenblick an. Ich kannte ihn – vom Blick auf mein eigenes Spiegelbild. Er war mir ähnlich – oder ich ihm. Ich druckte das Foto aus, packte es in einen Umschlag und schickte es meiner Mutter. Am nächsten Tag rief ich sie an: ›Geh mal an den Briefkasten, nimm den Umschlag, setz dich irgendwo bequem hin, öffne den Umschlag.‹ Sie gehorchte und ihre ersten Worte waren: ›Du lieber Gott‹ auf Russisch. Vor Aufregung war ich tagelang wie gelähmt, wollte schreiben und konnte nicht. Schließlich gelang es mir, an den Sohn eine knappe E-Mail mit meinem Anliegen zu formulieren, dass nämlich meine Mutter damals 1946 in Stolpmünde von A.I. Grabaurow schwanger geworden, ich dieses Kind sei und meinen Vater suche. Sie sollten keine Sorge haben, ich stelle keinerlei materielle Ansprüche. Und dann erhielt ich die erste E-Mail. Sie war von Wladimir Alexandrowitsch, übersetzt: Wladimir, Sohn des Alexander. Die ersten Sätze waren auf Englisch. Sein Sohn Sergej habe ihm meinen Brief immer und immer wieder vorgelesen, und er sei ›under greatest impression‹. Dann folgte ein langer Text in Kyrillisch. Die Anrede konnte ich verstehen: ›Mein liebes Schwesterchen!‹ Ich war ein Schwesterchen! Meine russlanddeutsche Ärztin sollte mir helfen. Sie schaute unter Tränen auf den Brief, nahm ihn mit, und am nächsten Morgen fand ich die in Nachtarbeit übersetzte E-Mail. Ich hatte also einen großen Bruder namens Wladimir in Russland, sechs Jahre älter als ich. Ich erfuhr, dass sein Vater, unser Vater, 1986 verstorben war, dass zur Familie Wladimirs seine Ehefrau Tatjana, genannt Tanja, die erwachsenen Kinder Sergej und Olga sowie Sergejs kleiner Sohn Igor gehörten. Seit 1991 lebte die Familie in Minsk. Und dann stand dort: ›Vorher lebten wir in Rostow am Don‹! Wie gern hätte ich die Zeit zurückgedreht ins Jahr 1974! Wieso war es plötzlich so einfach, die beiden Träger des Namens ausfindig zu machen? Wieso gab es in dem riesigen Russland nur zwei davon, die zumindest im Internet ihre Spuren hinterlassen hatten und auffindbar waren? Die Antwort lautete: Der Name Grabaurow ist ursprünglich ein deutscher Name! Mein Freund Uwe meinte dazu: ›Ist doch klar, schau doch einfach: Gra-baur-ow. Das ow ist ein russisches Anhängsel, davor steht Bauer, davor Gra ….‹ So war es auch, Großbauer war der ursprüngliche Name, geläufig im Burgenland und möglicherweise zu Zeiten der deutschstämmigen Zarin Katharina, genannt ›die Große‹, nach Russland eingewandert. Ich erfuhr, dass der Vater über diese deutsche Herkunft seiner Familie geschwiegen und alle Hinweise darauf verborgen hatte. Erst kurz vor seinem Tod und lange nach Stalins Tod hatte er dem Sohn sein Geheimnis gestanden. Sieben der acht Geschwister von Alexander hatten den Krieg nicht überlebt,

einige waren verschollen, verbannt oder erschossen worden wegen des deutschen Namens.
Es stand außer Zweifel, dass Wladimirs Vater auch mein Vater war, denn der Ort Stolpmünde, die Zeit, alle Angaben passten. ›Ich bin sehr glücklich, dass Du mich gefunden hast, ich habe jetzt eine Schwester, ich möchte, dass wir uns und unsere Kinder kennenlernen, und hoffe, dass wir uns unbedingt treffen, egal wo. Selbstverständlich möchte ich unbedingt deine Mutter kennenlernen. Sie ist für mich wie eine Botschaft deines Vaters.‹ Das war der letzte Satz. Ich organisierte so schnell wie möglich, dass er mich besuchen konnte, was bei den politischen Verhältnissen ein ziemliches Unterfangen bedeutete, aber er bekam ein Visum. Inzwischen fuhren meine Gefühle Achterbahn. Mir war klar, es handelte sich zwar um meinen Halbbruder, aber letztlich um einen mir unbekannten Menschen, aufgewachsen mit einer anderen Sprache und völlig anderen Lebenserfahrungen. Ich habe bereits einen Halbbruder, zehn Jahre jünger, aber groß geworden waren wir gemeinsam! Wie sollten wir uns verständigen? In welcher Sprache? Ein wildfremder Mann sollte einige Tage bei mir wohnen! Da waren nicht nur Freude und Glück, auch Skepsis und Angst vor der eigenen Courage machten sich breit. Ich zweifelte plötzlich, ob das alles wirklich so eine gute Idee war. Aber auf dem Foto sah er zumindest sympathisch aus und ich wusste, er war Wissenschaftler. Aber was mag das schon heißen?
Voller Aufregung wartete ich auf den Tag der ersten Begegnung. Mit stundenlanger Verspätung kam endlich der Zug aus Minsk in Köln an. Wir erkannten einander sofort und fielen uns einfach in die Arme, strahlten uns an und freuten uns. Mit uns freuten sich meine Freundinnen und Freunde, die wir besuchten und zu mir einluden. Und dann kam der Höhepunkt: der Besuch bei meiner Mutter. Wladimir hatte uns Fotos von seinem/unserem Vater mitgebracht, sogar eine DVD mit der Kopie eines alten Films, auf dem zu sehen war, wie

Alexander als älterer Mann mit seinem Sohn Wladimir und seinem kleinen Enkel Sergej im Park von Rostow am Don spazieren ging. Genau in dem Park, in dem ich Jahre zuvor gestanden hatte!

Meine Mutter und Wladimir mochten sich auf Anhieb. Meine Mutter sprach leidlich gut Russisch. Sie unterhielten sich, ich stand daneben und staunte. Später erzählte mir Wladimir, dass er kein sehr gutes Verhältnis zu seiner eigenen Mutter gehabt hatte und auch das Gefühl nicht loswurde, sein Vater sei nicht glücklich mit seiner Ehefrau gewesen. Seine Eltern hätten nicht sehr gut zueinander gepasst. Er machte in seiner Fantasie aus meiner Mutter die große Liebe seines Vaters und akzeptierte mich als das Produkt dieser Liebe. Ich weiß nicht so recht. Meine Mutter hatte sich nicht sehr oft mit Alexander Iwanowitsch getroffen, so kann es wohl nicht gewesen sein, aber gut, wer weiß es, wir waren beide nicht dabei. Jedenfalls war es offensichtlich, dass ich dem Vater ähnlich sah, und Wladimir seiner Mutter. Ich erfuhr, dass der Vater während einer Operation im Jahre 1986 verstorben war, 77 Jahre alt. Was Wladimir über seinen Vater, seinen Charakter erzählte, hat mir gut gefallen, und es tat weh, dass ich ihn nicht habe kennenlernen dürfen.

Mein jüngerer deutscher Bruder machte mich auf einen anderen Aspekt aufmerksam. Er sagte: ›Was soll das alles? Gut, du weißt jetzt etwas über den biologischen Vater, deinen Erzeuger. Na und? Der wusste noch nicht einmal, dass es dich gibt, hat sich nie gekümmert. Aber wer hat dich denn tatsächlich großgezogen, wer war denn für dich da?‹ Recht hatte er. Und dennoch: Eine meiner ersten Taten, nachdem ich Fotos von Alexander Iwanowitsch erhalten hatte, war folgende: Ich schnitt ein kleines Foto aus und klebte es in den Stammbaum, den ich für unsere Familie angefertigt hatte. Endlich war die Leerstelle gefüllt. Mein Vater hatte einen Namen und ein Gesicht.

Als Wladimir nach seinem ersten Besuch nach Minsk zurückreiste, saßen wir Abschied nehmend auf dem Bahnsteig, neben uns ein

Zeitungskiosk. Die Schlagzeile einer Boulevardzeitung passte ganz gut zu unserer Geschichte: ›Bruder und Schwester treffen sich nach 60 Jahren zum ersten Mal.‹ So oder ähnlich lautete der Aufmacher. Das hätte auch unsere Geschichte sein können. Ich wunderte mich leicht empört, wie man eine solch private Geschichte in einer Zeitung bringen kann. Heute wundere ich mich nicht mehr. Doch dazu später. Mein Gegenbesuch in Minsk folgte wenige Monate später. Wladimir holte mich mit dem Auto am Flughafen ab, an der Wohnungstür wartete die gesamte Familie, ich wurde umarmt, herzlich willkommen geheißen. Es gab ein Festessen und danach eine Nacht voller langen Erzählens und Betrachtens von Fotos, viele Fotos aus den Kriegsjahren, auch aus dem zerschossenen Berlin, aufgenommen von sowjetischen Soldaten. Wie das für mich als Deutsche sei, wollte Sergej wissen. Olga, Dozentin an der Universität, sprach glücklicherweise perfekt Englisch und hatte als Übersetzerin einen schweren Job ohne Pause.

Ich fühlte mich herzlich aufgenommen. Ich schlief auf der Couch im Wohnzimmer, gegenüber einer schönen großen Standuhr aus dem Schwarzwald. Kriegsbeute? Der Familienrat hatte beschlossen, mir etwas zu vererben; ich bekam ein Set mit drei kleinen versilberten Trinkkelchen, die unserem Vater mit eingravierten Initialen zu einem Jubiläum geschenkt worden waren. Die Familie überließ mir einige Originalfotos sowie die Kopie von handschriftlichen Aufzeichnungen von Alexander Iwanowitsch über sein Leben bis zum Jahr 1945. Sein Leben, von seiner Geburt 1909 bis zum Kriegsende, spiegelt die russische Geschichte. Von unserer ersten Begegnung bis heute waren Wladimir und mir sieben Jahre vergönnt. In fünf davon haben wir uns mehrmals getroffen, uns gegenseitig besucht. Wladimir zeigte mir seine Heimat, ich ihm meine, wir diskutierten viel. Seitdem bin ich sehr vorsichtig geworden, andere Menschen zu beurteilen. Zum Glück besaß Wladimir ein Visum für die EU, weil er häufig an wissenschaftlichen Konferenzen teilnahm. Und ganz am Rande: Wladimir ist der Verfasser jenes Artikels in der polnischen Zeitschrift. Ich hatte ihn bereits jahrelang auf dem Schirm. Unsere letzte Begegnung fand im Rahmen eines Treffens von anderen Russenkindern aus Österreich in Moskau statt. Anlass war die Vorstellung eines Buches von Eleonore Dupuis, die ihr Leben lang um ihre Herkunft aus einer Liebesbeziehung ihrer Mutter zu einem Sowjetsoldaten wusste und ein sehr berührendes Buch über ihre – letztlich ergebnislose Suche – nach ihrem Vater geschrieben hat.[20] Ich wollte dabei sein, und auch Wladimir ließ es sich nicht nehmen, mit dem Nachtzug aus Minsk zu kommen; am Abend fuhr er wieder zurück. Das war am 26. April 2016, Eleonore signierte mir ihr Buch mit den Worten ›Die Wurzeln zu kennen ist wichtig!‹ An diesem Tag sahen Wladimir und ich uns das letzte Mal. Kurz danach ist er plötzlich verstorben, mit 75 Jahren, fast in demselben Alter wie sein Vater.

Geblieben sind der Kontakt zu seiner Tochter, meiner Nichte, inzwischen in Indien verheiratet, und die Erweiterung meiner Familie um den indischen angeheirateten Neffen. Mein Leben bekam durch die Vatersuche und das Finden eines Halbbruders eine heftige Wendung: die Erweiterung der Familie, das Kennenlernen einer fremden Welt, Reisen, auf die ich sonst nie gekommen wäre, neue Themen, Sichtweisen und Informationen. Man kommt ins Nachdenken: Wie kann es sein, dass ein wildfremder Mensch, nur weil man im Kopf das Wissen hat oder vielleicht auch nur den Glauben, mit ihm verwandt zu sein, einem so nahekommt? Wie kann es sein, dass man zu diesem Menschen Vertrauen aufbaut, sich ihm verbunden fühlt, den Wunsch verspürt, ihn wiedersehen zu wollen? Wie entstehen die herzliche Akzeptanz, das Wohlwollen, die Zuneigung, Neugier und Toleranz sowie Intimität? Ich fragte meine Mutter, wieso das alles in heftiger Gefühlsturbulenz auf mich einstürzt, sie fand es ganz selbstverständlich. ›Ganz einfach, du bekommst ein neues Familienmitglied. Und wirst selbst eins.‹ Im Grunde wie bei einer Geburt. Es scheint so zu sein, dass ein Schalter im Kopf auf Zuneigung und Zugehörigkeit umgelegt wird, wenn man weiß, mit jemandem verwandt zu sein. Ob dieser Schalter in der Stellung verbleibt, stellt sich im Laufe der Zeit heraus.

Die Vatersuche hat noch eine ganz andere Tür in meinem Leben aufgestoßen. Durch den Kontakt zum Ludwig-Boltzmann-Institut für Kriegsfolgenforschung konnte ich 2012 an einer Tagung in Wien zum Thema ›Besatzungskinder des Zweiten Weltkrieges‹ teilnehmen. Die Vortragenden entwarfen Fragestellungen, in denen ich mich einerseits wiederfand, andererseits war ich mit Dimensionen konfrontiert, die weit über mein persönliches Schicksal hinausgingen. Es ging unter anderem um das Aufwachsen dieser Kinder des Krieges, den gesellschaftlichen und politischen Umgang mit dem Thema und die Unterschiede in den verschiedenen Besatzungszonen. Die Vaterlosigkeit war ebenso Gegenstand der Tagung wie die Herkunft der Kinder als Kinder des Feindes. Das betraf in besonderem Maß die Kinder von Sowjetsoldaten, die sogenannten ›Russenkinder‹. Mein individuelles Schicksal war plötzlich nicht mehr einzigartig, sondern eines von vielen. Die Teilnehmerinnen und Teilnehmer trieb ein großes Bedürfnis um: Ich will meinen Vater finden, ich will wissen, von wem ich abstamme. Ich will erzählen dürfen, wie meine Umwelt mit mir umgegangen ist, denn ich gehöre zu einer bisher unsichtbaren Gruppe.

Die Wissenschaft, die historische, politische und psychologische, hatte das Thema bereits einige Jahre vorher für sich entdeckt. Eine Arbeitsgruppe des Universitätsklinikums Leipzig entwickelte zum Beispiel 2013 das Forschungsprojekt ›Besatzungskinder: Identitätsentwicklung, Stigmatisierung und psychosoziale Konsequenzen des Aufwachsens als Besatzungskind in Deutschland‹

und suchte Teilnehmerinnen und Teilnehmer für ihre Studie.
164 Personen stellten sich für Interviews zur Verfügung, neun von ihnen, allesamt ›Russenkinder‹, wurde die Möglichkeit gegeben, sich über das Zwischenergebnis im Rahmen eines Treffens der Forschungsgruppe in Leipzig zu informieren. Die in der Studie untersuchten Themenfelder ›Lebensbedingungen in Kindheit und Jugend‹, ›Wissen über die Herkunft und die Identität als Besatzungskind‹, ›Ungünstige Kindheitserfahrungen‹, ›Heutige psychische und körperliche Beschwerden‹ oder ›Beziehungsgestaltung‹ wurden bei uns Zuhörerinnen und Zuhörern lebendig. Das waren unsere Themen! Wir diskutierten über all die Dinge, die uns auf dem Herzen lagen, über unsere Biografien, unsere Erlebnisse mit diesem Thema. Wie in einer psychologischen Selbsterfahrungsgruppe öffneten sich die Teilnehmerinnen und Teilnehmer, wuchsen zusammen, nannten sich ›Wurzelgeschwister‹, ›Russenkinder‹, ›Distelblüten‹. Die intensiven Emotionen beim Erzählen und Zuhören, das Mitgefühl, das Verständnis, die Ehrlichkeit und Erfahrungsdichte unserer gemeinsamen Erzählungen machten es möglich, über die Ausgrenzungen, das Leid, die Scham und Angst, die Verletzungen und Überlebensstrategien zu sprechen. Für einige war es das erste Mal. Wir waren dabei ganz unter uns, nur Betroffene, ohne Leitung oder Beobachtung.
Es gab auch irritierende Momente. Einige kannten den Namen ihres Vaters, besaßen sogar ein Foto, durften glauben, die Umstände hätten ihn gehindert, ein anwesender Vater sein zu können, lebten in dem Glauben, Kinder einer Liebesbeziehung zu sein. Aber was war mit denen, die aus einer Vergewaltigung stammten? Ich erzählte recht stolz von der Beziehung von Wilma und Alexander, neben mir Winfried, dessen Mutter vergewaltigt worden war. Plötzlich schämte ich mich. Woher nahm ich mir das Recht, stolz sein zu dürfen? Wir alle konnten nichts dafür, im Grunde verboten sich Scham und

Stolz gleichermaßen. Aber Gefühle haben ihre eigene Logik, sie sind einfach da. Aus diesen Gesprächen entstand die Idee, unsere Lebensgeschichten aufzuschreiben. Winfried Belau erbot sich, sie in einem Büchlein im Selbstverlag ungefiltert und nicht redigiert in einer winzigen Auflage für uns und Interessierte zusammenzutragen. So entstanden die ›Distelblüten‹. Doch bereits da überkam uns der Gedanke: Wären unsere Geschichten, von uns erzählt, nicht nur von persönlichem und wissenschaftlichem Interesse, sondern auch relevant für eine breitere Öffentlichkeit? Winfried fragte bei mehreren Verlagen an: kein Interesse. Das Anliegen sei ohne Relevanz, war die Antwort.

Doch zwei scherten aus. Das waren der Historiker und Journalist Mathias Mesenhöller und der Fotograf Andreas Nestl von der Zeitschrift GEO. Auf Grundlage von Interviews verfassten beide einen Artikel in der GEO mitsamt Porträtfotos von uns Distelblüten. Dieser Beitrag ist aus vollem Herzen geschrieben, und dementsprechend war die Resonanz bei der Leserschaft. Der Artikel war zudem der Auftakt, unsere Geschichte in Rundfunk, Fernsehen und Tageszeitungen zu thematisieren. Wir, die versteckte oder aber öffentlich diskriminierte Gruppe, wurden nun sichtbar und mitfühlend verstanden.

Meine lange Zeit gehegte Meinung, meine persönliche Vatersuche ginge keine anonyme Öffentlichkeit etwas an, musste ich revidieren. Die Empathie, das menschliche Interesse und die Resonanz der Zuhörerinnen und Zuhörer sowie Leserinnen und Leser waren wohltuend und heilend. Unser Beispiel machte nicht Wenigen Mut, über ihr eigenes Schicksal zu sprechen oder die eigene Verwandtschaft zu erforschen. In Kombination mit dem 70. Jahrestag des Kriegsendes und einer Vielzahl von Tagungen zum Thema wuchs das mediale Interesse an unseren Geschichten rasant. Tageszeitungen druckten Interviews, Radio- und Fernsehsendungen strahlten entsprechende Programme aus. Wir, die menschlichen Blindgänger des Zweiten Weltkrieges, erfuhren sehr viel Interesse, Anteilnahme und Verständnis. Zunächst unter einem Pseudonym, dann unter meinem zweiten Vornamen wurde auch meine Geschichte unter großer Anteilnahme medial verhandelt. Lesungen und Diskussionsveranstaltungen häuften sich. Allmählich erschien ich zu solchen Anlässen mit meinem vollen Namen.

Wir dachten, dieser Hype würde sich schon bald wieder legen, aber noch heute entstehen neue Themen und Aktionsfelder. Hilfe bei der Vatersuche bleibt eines, die Kooperation mit den anderen Children of War, den Wehrmachtskindern, den Franzosen- oder GI-Kindern, ein anderes. Und leider ist das Thema nach wie vor von erschreckender Aktualität, auch heute kommen immer noch neue Kinder des Krieges zur Welt. Seit einiger Zeit finden die Treffen der Russenkinder einmal im Jahr in Leipzig statt, im Jahr 2024 bereits zum zehnten Mal, da waren wir 18 Teilnehmende. Die Verfasserinnen und Verfasser der Studie von 2013 lassen es sich nicht nehmen, uns zu besuchen und teilweise zu begleiten. Es kommen immer neue Teilnehmerinnen und Teilnehmer mit ihren Schicksalen hinzu. Jemand stellte die Frage: ›Sind wir uns eigentlich ähnlich?‹ Die Antwort war eindeutig: nein! Wir sind so unterschiedlich, wie es eine zufällig zusammengewürfelte Gruppe nur sein kann. Aber wir sind trotzdem auf eine bestimmte Weise miteinander verbunden. Wir sind verwandt aufgrund einer gemeinsamen Situation, vaterlos und in irgendeiner Weise ausgegrenzt worden als Kinder vom Feind.«[21]

Da Marianne seit Jahrzehnten als therapeutische Psychologin mit eigener Praxis arbeitet, kann sie nicht nur die Symptome ihrer Patienten behandeln, sondern auch ihren eigenen Lebensweg und ihre Handlungsmotive wissenschaftlich herleiten und begründen. Auf der Website der »Distelblüten« fügt sie in ihrem persönlichen Text einen psychologischen Exkurs zum Thema der Vaterlosigkeit hinzu:

> »Ich möchte versuchen, meine Geschichte in einen breiten Kontext zu stellen und meine Erlebnisse und Erfahrungen aus Perspektive meiner Disziplin in den Blick zu nehmen. Neuere psychologische Forschungen gehen davon aus, dass Stressfaktoren bereits während der Schwangerschaft das Ungeborene in seiner pränatalen Phase beeinflussen. Menschen achteten seit jeher darauf, Schwangere auch vor seelischen Belastungen zu schützen. Wie sollte das in Kriegs- und Nachkriegszeiten, nach Vergewaltigungen und anders belasteten Beziehungen überhaupt möglich sein? Was aber ist denn besonders an der Vaterlosigkeit von Besatzungskindern? Schließlich können doch unzählige Umstände ein Aufwachsen ohne Vater bedingen. Zweifelsohne gibt es bei ›Russenkindern‹ eine spezifische Gemeinsamkeit: die Scham über die verschwiegene Vergangenheit und die erlebte alltägliche Ausgrenzung. Die Folgen einer extremen sozialen Ausgrenzung durch Lieblosigkeit, Diffamierung, Verhöhnung und Gewalt in Kinderheimen sind jeder und jedem von uns leicht vorstellbar. Dann noch die Erschwernisse von außen: Der Rotarmist, der die Mutter seines gezeugten Kindes heiraten will, wird nach Sibirien versetzt. Die Mutter wird als Russenhure diffamiert. Das Kind – in den Köpfen der Menschen saß die NS-Rassenideologie – zum minderwertigen Kretin. Das weitere Lebensschicksal eines solchen Kindes wird damit massiv und nachhaltig geprägt. Es braucht viel Kraft und nicht zuletzt enormes Glück, sich davon zu befreien. Bereits die vergleichsweise harmlose oder sogar gut gemeinte Verheimlichung eines bestimmten Wissens kann für die Betroffenen gravierende Folgen haben. Aus psychologischer Perspektive sind Kinder Erwachsenen nicht gleichwertig; sie können nicht alles verstehen, brauchen kindgemäße Antworten auf ihre Fragen

und kindgemäße Informationen, die Frageverbote gar nicht erst entstehen lassen. Jeder Mensch hat zudem das Bedürfnis, gesehen und akzeptiert zu werden. Zuwendung und Aufmerksamkeit sind die Grundnahrung für die Seele. Sie hinterlässt beim Kind die Erfahrung von Selbstwirksamkeit, wie es die Entwicklungspsychologie nennt. Das heißt, es geht für das Kind darum, die Erfahrung machen zu dürfen, mit seinen Fragen, mit seinen Gefühlen, seinen Bedürfnis- und Willensäußerungen eine adäquate Reaktion und damit Resonanz oder Spiegelung bei seinem Gegenüber zu erzeugen. Auf der Basis dieser Selbstwirksamkeitserfahrung entwickelt sich das, was wir später Selbstbewusstsein oder Selbstsicherheit nennen. Die Folge mangelnder Resonanz kann ein Gefühl des Ausgeschlossenseins, des Nichtdazugehörens und damit des Fremdseins erzeugen. ›Russenkinder‹ wollen einfach nur die Wahrheit wissen, sie wollen ihre biologischen Wurzeln kennen. Wenn das nicht sein darf und die Kinder hier das Tabu spüren, beginnen sie, ihren Wissensdurst und damit einen wesentlichen Bestandteil des Kindseins von sich abzuspalten. Aus dem Ungehört-Sein wird ein ›Unerhört!‹, das moralisch Verwerfliche. Und das wird als Schuld gefühlt und behindert eine freie Entfaltung der Persönlichkeit. Bei meiner Vatersuche habe ich ungeheures Glück und viele Helferinnen und Helfer gehabt, den unbekannten Teil meiner Familie zu finden und die drängende Frage nach meiner Herkunft zu beantworten. Ein großer Gewinn ist das Kennenlernen von anderen Betroffenen und derjenigen Menschen, die sich für unsere Schicksale interessieren. Unsere gemeinsamen und doch so unterschiedlichen Geschichten an die Öffentlichkeit zu tragen, sei es in Form von Publikationen, auf Tagungen oder in Gesprächen, gibt uns die Würde zurück, die uns durch das Verschweigen genommen wurde. Ein Gefühl der Dankbarkeit und Verbundenheit bleibt.«

Geprägt von einem Geheimnis

Welch ein Zufall in Mariannes Leben, dass sie als junge Frau genau die Stadt besucht hat, in der ihr Vater damals lebte. Dass sie in Rostow am Don genau den Park erkundete, in dem ihr Vater Jahrzehnte später als Großvater mit seinem Enkel spazieren ging. Wie durch unsichtbare Fäden verbunden. Vielleicht hatte sie ihren Vater sogar in der Männergruppe mit eigenen Augen gesehen? Es wäre eine Stimmigkeit in der Biografie. Heute bereut sie, dass sie diese Männergruppe, diese mit Orden behangenen Veteranen nicht darauf angesprochen hat, ob einer von ihnen 1945 in Stolpmünde als Besatzungssoldat stationiert gewesen war. Sie wollte auf diese Gruppe zugehen und sie ansprechen, doch ihre Freundin hielt sie zurück: »Die rufen doch sofort die Polizei!« Marianne wollte anders handeln. »Ein Fehler. Man sollte befolgen, wenn die innere Stimme einen Befehl erteilt«, sagt sie in der Rückschau. Nun wird sie nie erfahren, ob sie ihren Vater vor mehr als 50 Jahren schon kennengelernt haben könnte.

Noch bevor sie um ihre Herkunft wusste, spürte sie eine Sehnsucht nach Russland. Sie verschlang die Gedichte von Jewgeni Jewtuschenko, den großen Roman *Krieg und Frieden* von Lew Tolstoi. Sie bewunderte den russischen Film *Die Kraniche ziehen*, der in den Zeiten des Zweiten Weltkriegs spielt und 1958 bei den Filmfestspielen in Cannes mit der Goldenen Palme ausgezeichnet wurde. Sie mag diesen Film, da er keine endgültigen Antworten bereithält, sondern in der puren Beschreibung zutiefst menschliche Gefühle berührt. Ihre liebste Oper: *Lady Macbeth von Mzensk*, beruhend auf einer Novelle von Nicolai Leskow, die musikalische Umsetzung als Oper komponierte Dimitri Schostakowitsch. Ob Sprache, Filme, Musik oder typische Rezepte: Marianne trägt eine tiefe Liebe und Sehnsucht nach Russland in sich, jenseits aller politischen Verhältnisse: »Mit diesen Emotionen bin ich nicht allein. Das fühlen wir alle ähnlich in unserer Leipziger Gruppe«, erklärt sie. Hier fühlt sie sich verstanden. Die Website der Distelblüten – Russenkinder in Deutschland verzeichnet über 10 000 Zugriffe im Monat. Immer noch landen hier Suchanzeigen aus Russland, Polen, der Ukraine und aus Deutschland. Teilweise wird mit Schriftstücken aus dem Ersten Weltkrieg auch nach Urgroßvätern gefahndet. Die Distelblüten unterstützen bei der Suche, helfen beim Übersetzen. Häufig mit Erfolg. Veröffentlicht wurde unter vielen anderen ein Brief aus Görlitz vom 6. Januar 1950, es ist der Ruf einer Mutter nach dem Vater des gemeinsamen Kindes, der nach Russland zurückbeordert wurde. Christina schrieb an Iwan:

»Mein lieber guter Mann Wanuscha! Habe nun seit dem 28.10.1949 keine Briefe mehr von Dir bekommen. Warum lässt Du mich so lange warten? Was ist mit Dir los, bist Du krank? Oder hast Du uns vergessen? Auch von Deinem Papa habe ich so lange keine Post mehr bekommen. Mein Vitja, bitte schreibe mir bald, was eigentlich los ist … Ich bin ganz verzweifelt und auch sehr traurig. Ich warte so sehr auf einen Brief von Dir, und jeden Tag warte ich umsonst. Mein Lieber, wie geht es Dir? Bist Du noch gesund und munter? Wie hast Du Silvester und Weihnachten verlebt? Hast Du auch einmal an uns gedacht? Valja hat viele Geschenke zu Weihnachten bekommen. Zwei Puppen, ein Klavier, einen Puppenwagen, zwei Kleider, einen Mantel und vieles, vieles mehr. Vitja, Valja hat vor dem Weihnachtsbaum gestanden und ihre blauen Augen haben gestrahlt und sie hatte ganz rote Backen. Dein Bild hat auch beim Weihnachtsbaum gestanden. Wie schön wäre es, wenn wir zusammen sein könnten. Von Berlin habe ich noch immer keine Post. Hast Du schon einmal dahin geschrieben? Mein lieber guter Wanuschka, Du hast nun auch bald wieder Geburtstag. Wie schön war es damals in Döbeln, nun sind es bald zwei Jahre. Mein liebes Herzel, ich wünsche Dir zum Geburtstag alles, alles Gute, viel Glück und Gesundheit, und vor allem, dass Deine Wünsche alle in Erfüllung gehen. Bitte, mein Geliebter, lass mich nicht mehr so lange warten und schreibe mir bitte, bitte. Ich bin schon ganz krank, ich könnte manchmal verrückt werden. Immer denke ich, Du hast schon ein anderes Fräulein. Bitte schreibe mir die Wahrheit, bitte nicht schwindeln. Bitte grüße Deine lieben Eltern von mir. Auch von meiner Mutti und von Vati viele liebe Grüße. Also mein Geliebter, denke immer an mich und schreibe mir recht bald. Heiß und fest küsse ich Deinen lieben Mund und drücke Dich fest an mein Herz. Immer und ewig Deine treue Frau Christina und Tochter Valja.«[22]

Dieser Brief wurde offenbar nie beantwortet, doch er wurde jahrzehntelang in Russland aufbewahrt, ebenso wie ein Foto von Christina. Von Lyudmila, der Halbschwester von Valentina. Der Halbbruder von Valentina, Sergej, wandte sich 2020 aus Russland an die Distelblüten:

»In der Zeitung Argumente und Fakten las ich einen Artikel darüber, dass viele deutsche Kinder sowjetischer Soldaten ihre Verwandten in der ehemaligen Sowjetunion suchen. Und, dass es Ihre Gruppe Distelblüten gibt. Es ist sehr gut, dass Sie das tun. Wir haben eine ähnliche Geschichte in unserer Familie: Mein Großvater Iwan Pawlowitsch Wigerja, geboren 1925, war zu Kriegsende in Berlin und diente weiter in Deutschland. Aus familiären Quellen wurde bekannt, dass er in Deutschland eine Frau, eine Geliebte namens Christina (oder Kristina) hatte. Der Nachname ist uns leider unbekannt. Die Beiden verband eine große gegenseitige Liebe. Christina bekam

> 1947 von meinem Großvater eine Tochter und nannte sie Valentina. Valentina ist also die Schwester meiner Mutter väterlicherseits und meine Tante. Wir wissen, dass sie in Görlitz und Döbeln gelebt haben. Der Großvater kehrte nach dem Ende des Dienstes 1947 in seine Heimat zurück. In der Familie gibt es Fotos von Christina mit ihrer Tochter (1949) und einen Brief von Christina an meinen Großvater von 1950. Aus unbekannten Gründen ist die Kommunikation und Korrespondenz abgebrochen. Der Großvater blieb in der UdSSR und Christina in Deutschland. Es war ihnen nicht bestimmt, dass ihr Glück wahr werden konnte und beide litten. Jetzt möchten wir Christina, die Schwester meiner Mutter und ihr Kind Valentina finden. Bitte helfen Sie bei der Suche. Wir wären sehr glücklich, Verwandte zu finden, vielleicht suchen sie auch uns!«

Der deutsche Teil der Familie reagierte im gleichen Jahr, 2020. Es meldeten sich zwei weitere Halbgeschwister von Valentina, der Bruder und die Schwester, nur nicht aus Russland stammend, sondern aus Deutschland, geboren nach der Besatzungszeit. Christina, die den sehnsuchtsvollen Brief 1950 verfasst hatte, war 2013 im Alter von 85 Jahren verstorben, und ihre Tochter Valentina war bereits 1980, im Alter von nur 31 Jahren, durch eine Krankheit gestorben. Obwohl diese Menschen mit ihren Dramen heute nicht mehr leben, tröstet es die Hinterbliebenen, ihre Geschichte zu kennen: Fotos anzuschauen, Briefe zu lesen oder sogar Verwandte zu finden – im gemeinsamen Wissen über ihre Herkunft. Genau dafür existieren Gruppen wie die Distelblüten – Russenkinder in Deutschland, als Knotenpunkt weit verzweigter Lebenslinien.

In Lew Tolstois Roman *Hadschi Murat* über einen Volkshelden aus dem Kaukasus kommt eine Parabel über die leuchtende, himbeerfarben blühende Tatarendistel vor: »In der Geschichte wird diese Distel als wehrhaft und widerstandsfähig geschildert. Verletzlich an ihrer wunderschönen Blüte. Man kann sie nicht pflücken und nicht brechen. Nur zerfasern, in den Schmutz treten oder mit der Wurzel ausreißen. Auch passt sie nicht zu den anderen zarten Feldblumen«, so verweist die offene Gruppe auf die Parallele ihrer Existenz zu den Eigenschaften der resilienten Wildpflanze. Weiter heißt es auf der Website, dass die Mitglieder der Gruppe sich als »Vertrauensgemeinschaft« empfinden, »die sich auf unserer Herkunft und unserer Identität gründet«. Ihre eigene, verheimlichte Herkunft war für Marianne auch der Anstoß, Psychologie zu studieren, um für all ihre erlebten Emotionen eine logische Erklärung zu finden. Auch mit 79 Jahren praktiziert Marianne noch in ihrer eigenen Praxis in Bonn: »Es ist so ein wunderbarer Beruf. Eine dankbare Aufgabe. Als Psychotherapeutin kann ich unmittelbar das Leben der Menschen verbessern. Ich werde auch immer besser«, sagt sie und lacht. Sie glaubt daran, dass einige elementare Mechanismen im eigenen Leben rätselhaft bleiben werden, auch wenn man auf intellektueller Ebene scheinbar alle erforschten Phänomene zu kennen glaubt: »Wir glauben, dass wir uns im Griff haben, dass wir uns steuern und verstehen können. Dem ist nicht so. Man weiß nicht, warum man bestimmte Sachen auf die eine oder andere Weise tut, da Entscheidungen oft unbewusst ablaufen. Das war für mich ein Grund, mehr über die Psyche wissen zu wollen. Ich wollte wissen, wie alles zusammenhängt. Das war damals in den 1960er-Jahren noch überhaupt kein Mehrheitsdenken bei den Psychologen. Da waren wir die jungen Wilden«, erzählt sie mir im Gespräch.

Sie traf ihren späteren Mann Joachim, der eine ähnliche Geschichte mitbrachte. Dieser hatte mit 18 Jahren erfahren, dass er unehelich gezeugt worden und nicht der Sohn des angeheirateten Vaters war. Seine Mutter verbarg den echten Vater als peinliches Geheimnis. Auch Joachim war mit einer Leerstelle im Leben groß geworden. Das gefiel Marianne. Dass Joachim einen Makel trug. Genau wie sie. Für Marianne ein Grund zu glauben, dass beide zueinander passen würden. Doch in der Rückschau räumt sie ein, dass man wegen eines gemeinsamen Geheimnisses noch lange nicht zusammenpasse, eher sei es so, dass man unbewusst nach Ähnlichkeiten suche oder diese umgekehrt anziehe:

»Wir waren 20 Jahre lang zusammen, die letzten zehn verliefen unglücklich. Das mit den Männern ist bei mir immer schiefgegangen. Ich kann das einfach nicht. Das muss ich langsam mal einsehen. Unbewusst habe ich immer nach den Angeknacksten und den Schwachen gesucht. Ich erinnere mich, dass in der Grundschule zwei völlig abgemagerte, verwahrloste und ärmliche Flüchtlingskinder aus Osteuropa in die Klasse kamen. Einen von ihnen, den habe ich geliebt. Über Jahre. Ich habe mich nach ihm gesehnt, wollte in seiner Nähe sein, wollte wissen, wann er Geburtstag hat. Zugleich tat ich als Kind alles, damit er nicht mitbekam, wie sehr ich ihn verehrte. Auch später; wenn ich mich verliebt hatte, habe ich das nie erzählt oder gezeigt. Nach außen wirkte ich immer souverän, nach innen fühlte ich mich isoliert. Insgeheim hegte ich die Sehnsucht, dass mir mal jemand hilft. Natürlich habe ich eine dicke Bindungsstörung. Ein Faktor kann die Vaterlosigkeit sein. Zugleich bekam ich das Drama meiner Oma mit, die eine sehr schwierige Ehe führte. Vielleicht prägte mich dies auch. Ich bin einfach anders. Das habe ich eingesehen. Ich muss strikt bei mir selbst bleiben. Dafür kann ich Dinge sehen und wahrnehmen, die andere nicht sehen. Dieses Versteckte, diese Dinge und Gefühle, die die Menschen so gerne verbergen.«

Das Aufwachsen mit einem Geheimnis erschwert die Bildung einer eigenen Identität. Eine Definition von Dr. Rolf Oerter, langjähriger Professor für Entwicklungspsychologie an der Ludwig-Maximilians-Universität München, lautet:

> »Identität kennzeichnet die Definition eines Menschen als einmalig und unverwechselbar, sowohl in der eigenen Anschauung als auch durch die soziale Umwelt. Identität stellt für das Individuum das Erleben der Einheit des Selbst dar. Die Identitätsbildung kann dabei als Selbstorganisation beschrieben werden.«[23]

Identität soll also zugleich die Frage beantworten, wer man selbst ist in Abgrenzung zu anderen Menschen. Um ein Gefühl von Identität zu entwickeln, braucht der Mensch die Selbstverortung für die individuelle Sinnbestimmung. Einerseits handelt es sich bei der Identität um unverwechselbare individuelle Eigenschaften, die jedoch den Spiegel des sozialen Umfelds brauchen: »Die Ausbildung von Identität erfordert stets ein entgegengesetztes ›Anderes‹, dessen Konturen davon abhängen, wie wir eine Differenz zu ›uns‹ deuten und umdeuten«, so formulierte es der Literaturwissenschaftler Edward Said. Also sehen wir uns wie in einem Spiegel auch durch die Augen der anderen und deren Zuschreibungen, um ein Selbst zu formen.

Der Psychologe und Soziologe Heiner Keupp betrachtet Identität als einen aktiven, sich stets verändernden Prozess. Als die vier Ziele einer Identitätsbildung benennt er erstens: Kohärenz. Ein Gefühl der Stimmigkeit und des Zusammenhangs im eigenen Leben. Zweitens: Authentizität. Das Empfinden, im Einklang mit den eigenen Werten und Überzeugungen zu leben. Drittens: Anerkennung. Die Bestätigung und Wertschätzung durch andere. Viertens: Handlungsfähigkeit. Die Fähigkeit, das eigene Leben aktiv zu gestalten und Ziele zu verfolgen. Die Identitätsarbeit erfordere ständige Anpassung und Reflexion. Zudem seien die Persönlichkeitsentwicklung und die Identitätsentwicklung eng miteinander verwoben und beeinflussen sich gegenseitig.[24] Diese Theorien mögen sich rational verständlich und kühl lesen, denn sie benennen nicht, dass die Entwicklung einer kohärenten Identität auch erheblichen Schmerz verursachen kann. Zumal wenn eines der Grundbedürfnisse der Menschen nicht erfüllt wird: Zugehörigkeit.

Vom Kindesalter an streben wir nach Anerkennung, Wertschätzung und Zuneigung, wollen uns akzeptiert und wahrgenommen fühlen. Die einfache Frage »Wer bin ich?« kann für manche Kinder zur Tortur werden. Bei Marianne wurde bereits ihr Nachname zum großen Rätsel. Eigentlich glaubte sie, dass sie Marianne Kaminski hieße, so war sie geboren, benannt nach der Großmutter. In den offiziellen Dokumenten hieß sie Marianne Wirth, das war der Name des verstorbenen Ehemannes ihrer Mutter, die zweifach verwitwet war. Die Mutter kämpfte bei der Familie des gefallenen Ehemannes darum, dass sie ihr Kind Wirth nennen durfte und keine Erbansprüche stellen würde. Als die Mutter Wilma neu heiratete, hieß Marianne dann Schlüter. Alle glaubten, Herr Schlüter sei ihr Vater. Welches Kind würde bei solchen namentlichen Veränderungen seelisch nicht ins Schleudern geraten?

Auch der Name prägt eine Identität. In ihren frühesten Erinnerungen beschreibt sie sich so:

> »Ich war ein ganz komisches Kind. Die anderen hatten eine Familie oder einen Vater, das war bei uns nicht der Fall. Da mussten die Frauen alleine klarkommen und alles tragen. Sie mussten das Geheimnis verschweigen, um ihre Kinder zu beschützen. Flüchtlinge

waren in Oer-Erkenschwick ohnehin nicht gut angesehen, das war sehr problematisch. Ich bin aufgewachsen mit Verboten wie ›Das darfst du niemandem erzählen!‹. Das war ein Geheimnis. Das zieht sich auch durch die Geschichten der anderen ›Russenkinder‹. Mit dem Geheimnis musste ich herumlaufen, geprägt durch die Entscheidungen meiner Mutter. Ich durfte nur mit einem falschen Nachnamen existieren. Die Cousinen meiner Mutter wussten um meine Herkunft, doch sie sprachen nie darüber. Bei Besuchen zeigten sie mir gegenüber ein ablehnendes Verhalten. Wie einen Fremdkörper betrachteten sie mich. Sie schauten mich in einer bestimmten Art und Weise an, so als ob sie sich ständig fragen müssten, was ich für eine bin. Das ist für ein Kind eine Stigmatisierung. Man wächst damit auf, dass man nicht dazugehört. Nirgendwo. Dieses Gefühl zieht sich ein Leben lang hindurch. Das ist die Subjektivität der Wahrnehmung. Man trägt die Gewissheit, die Selbstverständlichkeit: ja, ich gehöre nicht dazu. Das ist, wenn ich genau nachdenke, eigentlich Unsinn. Ich gehöre dazu, wie alle anderen auch. Doch bis heute finde immer etwas, das mich ausschließt. Das ist mir sehr bewusst. Selbstverständlich bin ich isoliert. Ich kann damit umgehen, es belastet mich nicht. Wenn ich bei anderen sehe, die zu einer Familie gehören, mit ihren Feiertagen, ihren Ritualen und Geburtstagen und allen ihren Selbstverständlichkeiten. Diese Zughörigkeit in einer Gruppe. Da stehe ich dann und denke: Ach wie schön, ich kann das nicht.«

Eventuell habe sie ihr Gefühl einer Außenstehenden auf ihre Tochter übertragen, meint Marianne. Auch diese sei eigen, lebe als Biologin und Verhaltensforscherin eher zurückgezogen. Vielleicht eine freiwillig gewählte Außenseiterposition? Als Kind sucht man natürlicherweise nach Informationen über die Herkunft, ist begierig darauf, die Geschichten der Eltern und Großeltern zu hören, um so etwas wie eine Verwurzelung zu empfinden. »Ich war immer nur halb. Wer keinen Stammbaum hat, der ist niemand«, so Marianne. Das ist ihre individuelle Sichtweise. Anderen Menschen ist der Stammbaum schlichtweg egal oder sie fühlen sich sogar frei, ohne familiäre Wurzeln, die auch erdrückend wirken können. Doch Marianne lauschte als Kind heimlich an der Küchentür, um irgendeinen Fetzen aus der Vergangenheit zu erfahren:

> »Meine Ausnahme waren die Tage, als die Besucher kamen. Ich kannte sie nicht. Es war die alte Verwandtschaft aus Preußen. Dann wurde erst mal geweint. Die lagen sich in den Armen und weinten, weinten, weinten. Dann saßen sie zusammen mit meiner Mutter und Großmutter in der Küche und erzählten sich gegenseitig über Stunden ihre Geschichten. Ich musste draußen bleiben, doch ich habe an der Tür gelauscht. Ich kann mich nicht genau an die Inhalte des Gesprochenen erinnern. Doch diese Kriegsgeschichten haben mich geprägt. Das war nichts für Kinder. Ich habe diese Stimmung aufgefangen: voller Geheimnisse, voller Leid, Weinen und Angst.«

Nach dem Abitur zog sie zum Studieren nach Münster. Der schnelle Abschied von ihrem Zuhause schien ihr wichtig. Erst mit ungefähr 30 Jahren habe sie sich freier und selbstbestimmter gefühlt. So kann Identität wachsen und sich neu formieren. Ihrem jüngeren Halbbruder hat Marianne erst vor 15 Jahren erzählt, dass sie verschiedene Väter haben. Bis dahin hatte der Halbbruder nichts davon geahnt. Hier setzt sich der Blick auf eine andere und die eigene Identität wieder neu zusammen: Die Schwester wird zur Halbschwester, der gemeinsame Vater entpuppt sich als Trugbild.

Für einen philosophischen Blick auf das Heranreifen einer Identität und das Streben nach Kontinuität hilft Platon in seinem Stück *Symposion*, das an einem Tag im Februar des Jahres 416 vor Christus spielt. Hier lässt Platon Sokrates sprechen:

> »Wir sagten dort, die sterbliche Natur suche, so weit es ihr möglich ist, zu dauern, unsterblich zu sein. Nun aber vermag die Natur nur dadurch zu dauern, daß sie stets das Alte einem Neuen zuliebe verläßt. Wo es immer heißt: hier lebt das Lebendige und hier bleibt es sich gleich, dort verändert es sich trotzdem fort und fort. Es trägt ja auch der Mensch von der Jugend bis ins Alter denselben Namen. Er trägt denselben Namen, trotzdem er sich stets verändert, erneut, die Haare, am Fleisch, am Blut, an der Kraft der Knochen verliert. Und was hier am Leibe, geschieht dort an der Seele: die Sitten, Gesinnungen, Meinungen, Begierden, Freuden, Schmerzen bleiben nie dieselben; hier gibt der Mensch Altes auf und dort gewinnt er Neues. Und was noch viel sonderbarer, ja ungelegener erscheint: nicht nur von den Kenntnissen sind die einen heute für uns lebendig und die anderen morgen tot, und wir selbst verändern uns in und an unseren Kenntnissen, sondern auch jede einzelne Kenntnis erfährt da dasselbe. Wir studieren doch nur darum, weil wir voraussetzen, daß unsere Kenntnisse sich immer wieder verlieren. Wir vergessen, und erst Besinnung und Arbeit bringen das Verlorene wieder und – wie soll ich sagen – retten das Wissen, so daß es dann dasselbe geblieben zu sein scheint.«[25]

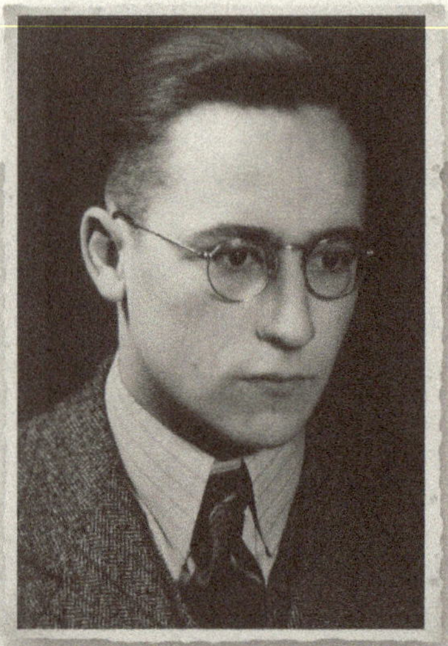

Martha und Kees verliebten sich mitten im Krieg.

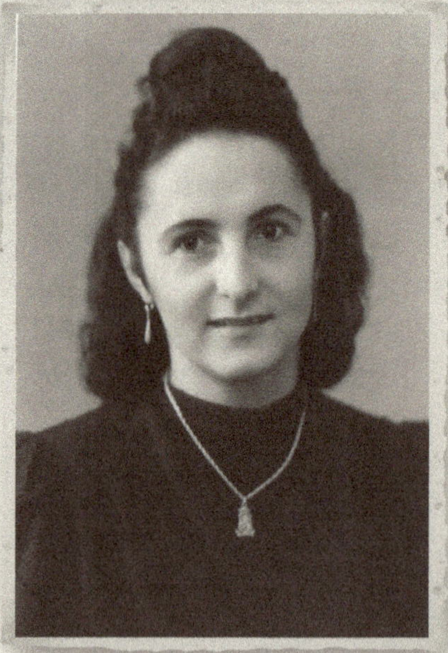

»Mein Vater erlebte die beste Zeit seines Lebens in Berlin zwischen 1943 und 1945«

TON MAAS, GEBOREN 1956

Kees war erst 20 Jahre alt und er war verliebt«, so beginnt Ton Maas die Geschichte seiner Eltern zu erzählen. Ton ist Niederländer und er spricht ausgezeichnet Deutsch. Seine Zusage, in diesem Buch zu erscheinen und zitiert zu werden, erfolgt umgehend. Er erinnerte sich an meine kurze Sprachlosigkeit in unserem ersten Interview vor fast zwei Jahren. Journalisten sollen stets neutral und auf Distanz bleiben. Was nicht bedeutet, dass man in dieser Rolle während eines persönlichen Interviews nicht emotional erfasst werden kann. Als Ton erzählte, blieb mir tatsächlich kurz die Luft weg, doch dazu später mehr.

Der jetzige Kontakt gestaltet sich ebenso offen wie freundlich. Ich bin erleichtert, denn während der Recherche und der Suche nach den Kindern und Kindeskindern aus dem Zweiten Weltkrieg und den Besatzungsjahren fürchte ich ständig, womöglich alte Wunden aufzureißen, Traumata zu wecken oder durch ungewollt ungeschickte oder zu grobe Fragestellungen auf Mauern zu stoßen. Bisher lief alles glatt, auch da ich es durchweg mit starken Erzählstimmen zu tun habe, die reflektiert, offen und gerne berichten.

Die Geschichte von Tons Eltern zeigt eine neue Perspektive der Kriegsjahre auf: Selbst unter erdrückenden Umständen konnten große Liebesgeschichten wachsen.

Ton Maas wurde 1956 geboren, er studierte Astronomie und BWL. Seine Mutter Martha Kopka stammte aus Schlesien, sein Vater Kees Maas war ein Zwangsarbeiter aus den Niederlanden. Dort wurden 1943 von den insgesamt etwa 4,5 Millionen Männern 600 000 als Zwangsarbeiter nach Deutschland verbracht. In den Jahren 1941 und 1942 hatte das Reichskommissariat mehrere Arbeitspflichtverordnungen erlassen und damit die »rechtliche« Grundlage geschaffen, niederländische Arbeitslose zunächst im Inland und später auch in Deutschland zwangsweise zur Arbeitsaufnahme verpflichten zu können. Ab Mitte des Jahres 1942 wurde die Dienstpflicht für die Arbeitsaufnahme in Deutschland schließlich auch auf erwerbstätige niederländische Männer ausgeweitet.[26]

Kees, Jahrgang 1923, war gerade 20 Jahre alt, als man ihm mitteilte, dass er in Berlin, mitten im Zentrum des Nazi-Regimes, arbeiten sollte. Von März bis Oktober 1943 lebte er in einem großen Lager in der Beusselstraße, Berlin-Moabit. Sofort nahm er wahr, dass der Umgang mit den Zwangsarbeitern aus dem Westen ein ganz anderer war als mit jenen aus Osteuropa, die separat untergebracht waren, von Stacheldraht umzäunt. Man konnte deutlich sehen, dass die Zwangsarbeiter aus dem Osten ein viel schlechteres Leben haben sollten: »Das typische Bild des Zwangsarbeiters mit schlechtem Essen, harter Maloche und wenig Schlaf traf auf meinen Vater nicht zu. Er arbeitete bei der Firma Telefunken im Büro. Zusammen mit seinem Freund Piet war er sehr beschäftigt, so zu tun, als ob er viel beschäftigt wäre. Sie konnten sich frei bewegen, sie haben sich Berlin angeschaut und besonders das Nachtleben«, erzählt Ton. Woher weiß er so viele Details? Nach dem Tod seines Vaters 2015 im Alter von 92 Jahren fand er mit seiner Schwester im Nachlass von Kees eine Zigarrenkiste, eher eine Schatzkiste, mit sehr eng und klein geschriebenen Tagebüchern plus zwei Kartons mit Briefen und Fotos aus seiner Zeit als Zwangsarbeiter in Berlin von März 1943 bis April 1945. Kees hat jeden Tag etwas aufgeschrieben und diese Notizen 70 Jahre lang aufbewahrt.

»Was für ein Geschenk für meine Schwester Erika und mich. Erst dachten wir, dass wir diese Dokumente in ein Archiv bringen, doch dort würden sie nur eine Nummer bekommen und verstauben. Also sortierte und schrieb ich die Erinnerungen meines Vaters lieber selbst auf. ›In Berlin hatte ich die schönste Zeit meines Lebens‹, das war so ein Satz meines Vaters, den ich nie verstanden hatte. Wie bitte? Zu einer Zeit der Sirenen, der Bombenhagel, der Zerstörung? Doch mein Vater war jung und er war verliebt«.

Am 16. Januar 1944 schrieb Kees nach Hause:

> »Meine Lieben, heute ist mein Geburtstag und der Tag, an dem ich volljährig werde. Jetzt bin ich zwar erwachsen, aber eigentlich doch nur ein Weiß-von-Nichts. Man denkt immer, wenn man 21 ist, sei man unbedingt ein ganzer Kerl, aber da täuscht man sich. So oft fühlt man sich so unbedeutend und sehr einsam inmitten all des Elends dieser Welt.
> Obwohl ich Euch vermisse, ist dies dennoch ein wunderschöner Tag für mich, weil ich ihn hier mit ein paar guten Freunden feiere. Dann habe ich noch eine gute Nachricht, nämlich, dass wir wahrscheinlich nächsten Monat auf Urlaub kommen werden. Wenn alles normal bleibt und es kommt nichts weiter dazwischen, reisen wir am 19. Februar abends um 12 Uhr hier ab und sind voraussichtlich am Sonntagabend zu Hause, das wäre doch was, oder? Aber rechnen

wir auf keinen Fall zu sehr damit, denn in Wochen kann noch viel passieren. So, das Abendessen liegt nun hinter mir und ich werde den Brief zu Ende schreiben. Es war eine gemütliche Mahlzeit. Piet hatte ein wunderschönes Gedicht geschrieben, das ich Euch vorlesen werde, wenn ich auf Urlaub komme. Lambert hatte einen großartigen komödiantischen Akt. Wenn Ihr es gehört hättet, hättet Ihr nicht mehr aufhören können zu lachen. Nein, an Humor haben wir hier keinen Mangel. Aber jetzt noch etwas anderes, was Ihr vielleicht schon gehört habt. Seit gestern dürfen alle ›Ausländer‹ nur noch 2 Briefe à 2 Seiten pro Monat verschicken. Also das ist eine hässliche Sache. Da werden wir uns behelfen müssen. Und Briefe an Familie und Bekannte kommen dann so wie bisher nicht mehr in Frage. Wie auch immer, wir werden daraus machen, was daraus zu machen ist. Vielleicht wisst Ihr eine Adresse in Deutschland, an die ich Briefe senden kann, und dass sie dann für die Weiterleitung sorgen. In letzter Zeit werden hier auch ziemlich oft sehr ernste Themen besprochen. Vor allem im Bereich der Moral usw. Es ist eine Freude, dass wir mit so einem tollen Haufen zusammensitzen, dann kann da auch mal ein tiefgründiges Gespräch geführt werden. Nun, liebe Leute, ich werde aufhören. Hoffentlich habt Ihr den Brief bald. Herzliche Grüße von Eurem Sohn und Bruder Kees.«

Ton kämpfte mit der kleinen Handschrift des Vaters, er musste sie erst kennenlernen und verstehen. Sein Vater hatte fast jeden Tag etwas notiert. Sehr eng, Papier war kostbar und rar. Der Sohn brauchte 18 Monate, um die Schrift zu entziffern und alles sauber abzutippen. »Die Notizbücher haben in dieser Zeit mit mir mehr gelitten als die 70 Jahre vorher«, kommentiert Ton seine Arbeit. Erst engagierte er einen Ghostwriter, doch diese Zusammenarbeit sollte, auch wegen der Corona-Pandemie, nicht richtig in die Gänge kommen. Also schrieb er die

Berichte seines Vaters lieber selbst auf: »Ich reise jetzt wieder zurück in das Berlin der Vierzigerjahre«, rief er seiner Frau auf dem Weg zum Schreibtisch zu. Parallel las er historische Literatur zu diesem Thema. Diese Recherche kostete viel mehr Arbeit und Zeit, als er vorher geglaubt hatte.

Er erfuhr sehr persönliche Details aus dem Leben seines Vaters und seiner Mutter. Zunächst hatte Ton noch Hemmungen. Er dachte, die Briefe und Tagebücher seiner Eltern könnten zu persönlich sein und das waren sie auch. Doch inzwischen war er gepackt von dieser Liebesgeschichte und konnte nicht mehr aufhören zu lesen. Es waren geschriebene Passagen wie diese:

»Pfingstmontag machen wir uns früh auf den Weg zum Wannsee. Es verspricht ein herrlicher Tag zu werden. Es ist erst halb acht, als wir aus der S-Bahn aussteigen. Es ist schon recht heiß, aber wir beschließen, ein Stück weiter zu laufen, damit wir ein Plätzchen für uns haben. Alle Bäume haben bereits frische grüne Blätter und was blühen kann, steht auch in üppiger Blüte. Wir gehen vom Weg ein Stück durch den Wald bis zum Wasser. Durch eine kleine Lücke im Schilf haben wir einen schönen Blick auf das Wasser. Wir legen die Decken auf den Boden, packen unsere Sachen aus und beschließen, gleich ein erfrischendes Bad zu nehmen. Als Martha schon ins Wasser geht, krame ich immer noch in meinem Rucksack nach meiner Badehose. ›Was trödelst du denn da?‹, ruft Martha. Beschämt antworte ich, dass ich meine Badehose nicht finden kann. Sie kommt zurück, zieht ihren Badeanzug aus, dreht sich um und geht nackt zurück ins Wasser. ›Komm schon, Kees!‹ ruft sie lachend. ›In Alt Hammer brauchen wir auch keine Badekleidung, um schwimmen zu gehen.‹ Martha hat recht, es ist herrlich, nackt zu schwimmen. Im Kontrast mit der erfrischenden Kühle des Wassers ist es berauschend, den warmen Körper des anderen zu spüren. Später, auf den Handtüchern liegend, lassen wir uns von der Sonne trocknen und wärmen. Ich schaue in ihre schönen braunen Augen und küsse sie. Unsere Gefühle und unsere streichelnden Hände bringen uns immer dichter zusammen. Niemand stört uns, es gibt auf der ganzen Welt nur uns beide, um die sich alles dreht. Dieser Tag ist der Höhepunkt des Frühlings, und der Frühling bringt uns den ersten Gipfel himmlischen Vergnügens. Am Nachmittag müssen wir uns sehr beeilen. Wir wollen schnell nach Hause, um unsere Sachen wegzuräumen und uns umzuziehen. Ich habe Karten für die Oper La Traviata von Verdi.«

Der Sohn beschloss, dass aus diesen Erinnerungen des Vaters ein Buch werden soll. Für den niederländischen Teil der Familie und auch für die deutsche Verwandtschaft seiner Mutter. Einem Cousin aus Wiesbaden fühlt er sich so nah verbunden wie einem Bruder. 2022 ist das Buch in den Niederlanden erschienen. Der Titel: *Liefs uit Berlijn. Het dagboek van Kees Maas (1943–1945)*. Auf Deutsch: *Liebesgrüße aus Berlin. Das Tagebuch von Kees Maas (1943–1945)*. Ton konnte nachlesen, dass man bereits für einen Witz mit der Todesstrafe rechnen musste. Sein Vater Kees schrieb:

»Ohne Bombenangriffe ist Berlin eine tolle Stadt. Deshalb hatten wir wieder ein tolles Wochenende gehabt. Als wir Frau Schultze erzählen, dass wir auf dem Funkturm waren, fängt sie an zu lachen. ›Da kenne ich einen schönen Witz darüber und euch kann ich den erzählen: Hitler und Göring sind auf dem Funkturm. Auf Berlin schauend sagt Adolf: Ich würde gerade so gern allen Berlinern eine Freude machen. Worauf Göring sagt: Dann würde ich jetzt gleich vom Turm springen.‹ Sie selbst lacht am lautesten, aber anschließend warnt sie uns davor, diesen unschuldigen Witz besser nicht jedem zu erzählen. Diese Frau, die ihn in fröhlicher Stimmung auf der Arbeit ihren Kollegen erzählte, wurde dafür zum Tode verurteilt. Sie sitzt im Gefängnis und wartet auf die Vollstreckung des Urteils«.

Ton liest weiter über angsteinflößende Erlebnisse wie die Luftangriffe auf Berlin, die die ausländischen Zwangsarbeiter wie die deutschen Stadtbewohner, im gemeinsamen Schrecken verbunden, erleben mussten. Im September 1943 landeten viele Bomben in der Beusselstraße. Die Hälfte der Baracken des Lagers brannte ab. Im Oktober 1943 folgte der Umzug nach Berlin-Kreuzberg, an das Tempelhofer Ufer 10, am Landwehrkanal. Kees lebte dort mit Zwangsarbeitern aus so unterschiedlichen Ländern wie Frankreich, Serbien, Ungarn und etwa 25 holländischen jungen Männern zusammen. Er schildert die Vorbereitung auf einen weiteren Bombenangriff:

»Als wir wenig später im Bett liegen, hat Wim noch einen klugen Gedanken: ›Wir haben in den letzten Tagen häufiger Fliegeralarm gehabt, aber das war immer abends, wenn alle zu Hause waren. Heute war ich allein, als die Luftschutzsirene losging. Neben meinen eigenen Sachen habe ich auch noch schnell ein paar Kleinigkeiten von euch in meinen Koffer gepackt. Dein Tagebuch, Kees, das lag gerade auf dem Tisch, das willst du auf keinen Fall verlieren. Auch dein Feuerzeug, Lambert, das du von Angelika bekommen hast, habe ich schnell in meinen Koffer getan. Der Koffer liegt jetzt am Fußende unter meinem Bett, direkt neben der Tür. Wenn jeder seine wichtigsten Sachen darin verstaut, gehen sie bei Alarm immer mit in den Keller.‹ Da wir letzte Woche dreimal wegen Fliegeralarms hinunterlaufen mussten, halten wir alle das für einen guten Plan von Wim. Wir sind uns auch darüber einig, dass morgen nach dem Abendessen jeder eine Tasche oder einen Rucksack unter dem Bett bereithalten wird, um ihn mitzunehmen, sobald die Sirenen losgehen. Dass das ein kluger Rat von Wim ist, werden die folgenden Tage zeigen. Wir haben bereits über BBC gehört, dass die Alliierten die Bombardierung Deutschlands erheblich verstärken werden. Piet führt eine Liste mit allem, was er über die Luftangriffe hört. Die Stadt, die Anzahl der Flugzeuge, wie viele abgeschossen wurden, wie viele Tote und noch ein paar andere Dinge notiert er. Es ist bereits eine beeindruckende Liste geworden. Berlin ist überdeutlich das wichtigste Ziel der Royal Air Force. Hatten wir anfangs die Angriffe nur abends oder nachts, so kommt es derzeit auch sehr häufig vor, dass tagsüber der Fliegeralarm losgeht. Piets Liste wächst immer schneller.«

Kees notierte in seinen vielen Briefen nach Hause immer das Absendedatum, nicht ahnend, dass seine Notizen in 80 Jahren immer noch interessieren könnten.

Die Zwangsarbeiter durften auf Heimaturlaub gehen. Doch da sich die Fälle häuften, in denen die Niederländer nicht zurückkehrten, wurde das mit der Genehmigung von Heimaturlauben schwieriger. Kees und sein Freund Piet dachten nach, wie sie die strengeren Regeln umgehen konnten. Sie überlegten sich, einen Antrag auf »Erholungsurlaub in Deutschland zu stellen«. In Bocholt. Nicht, weil die Landschaft dort so wunderbar erholsam sein könnte. Sondern aus dem einfachen Grund, dass Bocholt geografisch sehr nah an der Grenze zu den Niederlanden liegt. Ihr Plan: Offiziell reisen sie nach Bocholt, inoffiziell kriechen sie nachts über die Grenze in die Niederlande. Kees berichtet auch über diesen wagemutigen Plan und darüber, wie sie es bis zum Elternhaus seines Freundes Piet schafften:

»Er klopft vorsichtig, eine Art Melodie, an die Fensterscheibe. Wir hören ein leises Gepolter und dann öffnet sich die Haustür. Überrascht fragt eine flüsternde Frauenstimme: ›Bist du das, Piet?‹ ›Ja Mutter, ich bin wieder zu Hause!‹ Sie fallen einander in die Arme. Drinnen umarmen Piet und ich einander. Hurra, wir haben es geschafft! Was für ein erhebendes Gefühl uns das gibt! Wir trinken köstliche heiße Schokolade und erzählen aufgeregt von unserer spannenden Reise. Piets Vater und Mutter sowie seine beiden Schwestern und die zwei Brüder hören gespannt zu, was wir in Berlin erlebt haben. Piet möchte noch schnell bei seiner Freundin vorbeischauen, doch sein Vater hält das in diesem Augenblick für keine gute Idee. Morgen wird sie ohnehin sehr zeitig hier sein, um bei den Vorbereitungen für das Silberhochzeitsfest zu helfen. Zwei zusätzliche Gäste, was wird das für eine Überraschung für sie sein.«

Nur 100 Meter von der deutschen Grenze entfernt feiern sie ihre kurze Freiheit, ihren Triumph, ihren heimlichen Widerstand und die Tatsache, dass es ihnen gelungen ist, ein System der absoluten Überwachung recht simpel auszutricksen. Kees reist weiter nach Eindhoven, um seine Familie zu überraschen. Zurück in Berlin, der Vorgabe gehorchend, spitzt sich die Gesamtsituation zu. Gestern Jubel, heute unfassbares Leid, nur eine kurze Zeitspanne. Ein Brief von Kees Maas an die Familie zu Hause:

»Berlin, 22. November 1943. Meine Lieben, ich hatte zuerst gedacht, diesen Brief einem Urlauber mitzugeben, aber dazu ist es nicht mehr gekommen. Gerade eben sind wir nach einer langen, angstvollen Stunde aus dem Luftschutzkeller gekommen, der Alarm ist jetzt aufgehoben. Es war wieder ein schrecklicher Angriff und ehrlich gesagt bin ich immer noch etwas durcheinander, das werdet Ihr wohl an meiner Schrift merken. Gott sei Dank haben wir es auch dieses Mal gut überstanden, aber es ist wieder dicht in der Nähe gewesen. Die nächstgelegenen Bomben sind, glaube ich, nicht weiter als gute 100 Meter von uns runtergekommen. Mir zitterten die Knie, wie übrigens allen. Es kam auch so plötzlich. So gegen halb acht war der Alarm, aber wir hatten nichts davon gehört, da die Glocke in unserer Etage kaputt ist und man die Sirenen hier kaum hört, außerdem spielten wir gerade Musik von Schallplatten ab. Ich unterbreche, halb elf wieder Alarm, muss wieder in den Keller. Hoffentlich bis bald. Da bin ich wieder. Zum Glück ist das zweite Mal nichts passiert, es ist jetzt etwa 11 Uhr. Geht bitte auch zu Frau Boller und Hermann und sagt ihnen, dass wir wieder alles gut überstanden haben. Es brennt in einem weiten Umkreis um uns herum, nah und fern. Es ist schrecklich, wer weiß, wie viele Menschen getötet und wieder andere obdachlos geworden sind. Wir können Gott auf unseren Knien danken, dass er uns bewahrt hat. Beim ersten Mal hatten wir also nichts gehört, weil das Grammophon spielte. Auf einmal hörten wir heftiges Flakfeuer. Schnell wie die Hasen unsere Koffer geschnappt und nach unten. Noch bevor wir den Keller erreichten, fielen dicht in der Nähe Bomben. Dass wir ziemlich erschrocken waren, könnt Ihr verstehen, so plötzlich … Kopf hoch und nicht den Mut verlieren, denn das tun wir auch nicht. Herzliche Grüße von Eurem Bruder und Sohn Kees. P.S.: Den ganzen Morgen herumgeschleppt. Beschlossen, heute nicht zur Arbeit zu gehen. Der schlimmste Angriff, den wir bisher hatten. Alles sehr kaputt.«

So die knappe Schilderung, fast wie von einem Reporter. Im Tagebuch schreibt Kees, was er am nächsten Morgen sah: treibende Leichen im Landwehrkanal. Menschen in purer Panik hatten sich in Flammen stehend im Wasser versenkt, die Feuer brannten weiter, in den Kellern saßen Menschen fest, über ihnen die Trümmer. Dutzende Tote lagen auf den Gehsteigen. Kees schreibt:

»Wir frösteln von den schrecklichen Bildern und spüren gleichzeitig, wie warme Luftböen an unseren Gesichtern vorbeiziehen, verursacht von den großen Feuern um uns herum. Erschöpft sitzen wir gegen 5 Uhr bei einem Abendbrot zusammen. Wir haben den ganzen Tag mitgeholfen, den Schutt zu räumen. Es ist gelungen, mehr als vierzig Menschen aus ihrer Notlage zu befreien. Wir fühlen uns zufrieden. Dennoch sind wir alle still. Als letztes haben wir durch einen mühsam angelegten Gang eine Reihe toter Menschen aus dem Keller geholt. Da waren auch zwei kleine Kinder dabei. Das werde ich nie vergessen. Was für eine grausame Welt!«

Auch Martha war im Rahmen eines sogenannten Arbeitseinsatzes in Berlin. Beide mussten für Telefunken arbeiten, wo Röhren für die Funkgeräte der Wehrmacht hergestellt wurden. Kees und Martha hatten sich ineinander verliebt, obwohl es zwei große Tabus für Zwangsarbeiter gab: Politik und Liebe. Den Zwangsarbeitern war es streng untersagt, sich mit den Deutschen einzulassen, umgekehrt galt das ebenso: »Naja, die Liebe ist doch stärker als der Krieg. Im Sommer 1944 verlobten sie sich«, so erzählt Ton.

Vor allem seine Mutter bekam Probleme durch die verbotene Beziehung zu Kees. Offenbar hatte ihr Vorgesetzter selbst ein Auge auf sie geworfen, vermutet Ton. Auf der Website der Ausstellung »trotzdem da!«, die in den kommenden Jahren durch Deutschland wandern wird, heißt es:

»In der rassistischen Ideologie der Nationalsozialist*innen galten Niederländer*innen wie auch Menschen aus dem flämischen Teil Belgiens, aus Dänemark und Norwegen als ›Angehörige germanischer Völker‹. Zwangsarbeiter*innen aus diesen Ländern hatten vor allem im Vergleich zu den osteuropäischen Zwangsarbeiter*innen eine größere

Bewegungsfreiheit und bessere Möglichkeiten, mit Deutschen zu kommunizieren. Teilweise wurden sie in den Firmen für qualifizierte Aufgaben eingesetzt. Kontakte zur deutschen Bevölkerung waren unerwünscht, aber nicht verboten. Kontakt mit niederländischen Kriegsgefangenen galt jedoch wie mit allen anderen Kriegsgefangenen als ›verbotener Umgang‹«.[27]

Martha wurde im Juni 1944 strafversetzt nach Reichenbach (heute Dzierżoniów), in ein geschlossenes und bewachtes Außenlager des Konzentrationslagers Groß-Rosen. Ton vermutet, dass sie dort Traumatisches erlebte. Sie flüchtete aus dem Arbeitslager Reichenbach, lief weg, zurück nach Berlin, musste dann in einer neuen Produktionshalle von Telefunken 36 Meter unter der Erde in einer unfertigen U-Bahn-Linie arbeiten, bevor sie wieder zurück nach Reichenbach versetzt wurde. Durch Briefe konnte der Kontakt zu Kees erhalten bleiben: »Mein Vater schrieb über Kinofilme, Konzerte, Sportveranstaltungen. Berlin bot zu der Zeit ein buntes Nachtleben. Seine Berichte klingen in Teilen wie eine Klassenfahrt. Doch so war er eben, er suchte auch in der misslichsten Lage immer das Positive. Er war 40-mal im Kino innerhalb von zwei Jahren. Berlin hatte damals etwa 400 Kinos, da die NSDAP alles tat, um Normalität zu suggerieren, damit man die Bedrohung nicht ahnte«, so der Eindruck Tons aus den Notizen seines Vaters.

Am 20. Januar 1945 flüchteten alle Bewohner aus Alt Hammer, dem Heimatdorf von Martha, vor den Russen mit Pferden, Wagen und zu Fuß gen Westen. Wer zu Hause blieb, wurde erschossen. Martha gelang es, sich diesen Flüchtlingsgruppen anzuschließen. Über Hirschberg zogen sie südlich ins Sudetenland. Am 13. Februar 1945 bestieg sie mit ihrer Mutter und ihrer Schwester einen Zug nach Dresden, der jedoch nicht am

Bahnhof einfahren konnte, da die Stadt in Flammen stand. Sie sah den Bombenhagel, die Feuerflammen aus der Ferne, aus dem sicheren Zug heraus. Zwei Tage später liefen sie durch die Trümmer von Dresden, sahen die Toten und Verletzten auf den Straßen. Ursprünglich wollten sie weiter zu Familienangehörigen in Leipzig. Doch durch die grausame Szenerie in Dresden beschlossen sie, nicht in einer Großstadt Zuflucht zu suchen. Letztlich landeten sie in Thüringen, in Ichstedt am Kyffhäuser.

Kees war sehr besorgt um Martha, sie umgekehrt um ihn. In Berlin wurde in den letzten drei Monaten vor Kriegsende die Arbeit bei Telefunken eingestellt. Zu viele Bomben, es drohte auf Schritt und Tritt akute Lebensgefahr. Zuerst gingen Kees und seine Freunde noch sehr oft essen, sie hatten genügend Geld und wussten, dass sie Kraft brauchen würden. Dann wurden ihnen Essensmarken zugeteilt, die Nahrung wurde knapp. Der Hunger der jungen Männer war so zehrend, dass auch der Hund aus dem Nachbarhaus zum Opfer wurde. Sahen sie ein sterbendes Pferd, wurde auch dieses geschlachtet. Man aß, was man finden konnte.

Kees überlebte die Schlacht um Berlin vom 16. April bis zum 2. Mai 1945. Nach den Luftangriffen und unzähligen Bombenhageln, gefolgt von tagelangen Straßenkämpfen und Massenvergewaltigungen als grausames Kriegsmittel, endete der Krieg. Kees und seine Zwangsarbeiter-Kollegen wurden von den russischen Soldaten weggeschickt. Kees hätte mit einem Zug von Berlin nach Eindhoven in Holland heimfahren können. Doch er wollte zu seiner großen Liebe, und so erklärte er seinem Freund Piet: »Ich gehe auf die Suche nach Martha, sie ist meine Freundin, meine Verlobte.« Irgendwo zwischen Weimar und Erfurt sprang er vom Zug ab. Dieser Sprung sollte seine gesamte Zukunft verändern.

Martha hatte in einem ihrer letzten Briefe an Kees geschrieben: »Es gibt hier einen Berg mit einem großen Denkmal, das kannst Du nicht verfehlen.« Dieses Denkmal suchte er nun, auf sich allein gestellt, zu Fuß. Das war der Part, bei dem mir während des ersten Interviews mit Ton kurz die Luft weggeblieben war. Weil ich diese Gegend kenne und schon mehrere Male auf dem Kyffhäuser stand, unter dem 81 Meter hohen Reiterstandbild des ersten deutschen Kaisers Wilhelm I. samt des rätselhaften Sitzbilds, das im Sockelbereich Kaiser Friedrich I. zeigt, auch als »Kaiser Barbarossa« bekannt. Dieses überragende Bauwerk sieht man wirklich von jeder Himmelsrichtung aus. Gleichzeitig ahne ich, wie mühsam es gewesen sein muss, sich durch diese ganzen Hügel, Wälder, Felder und Pfade durchschlagen zu müssen. Ohne Navigation oder eine Landkarte. Mit wenig Essen oder Trinkwasser. Doch Kees schwärmte in seinen Notizen von den wellenförmigen, gelben Weizenfeldern, von der lieblichen Landschaft. Und er fand Martha. Wie hätte mir nicht der Atem stocken sollen, als Ton mir das alles erzählte: Da springt ein junger Mann inmitten einer hoffnungslos erscheinenden Zeit entschlossen von einem fahrenden Zug, um seine große Liebe zu finden, um mit ihr den Rest seines Lebens zu verbringen. Für mich eine Atempause in diesen grauenhaften Geschehnissen der Kriegsjahre. Romantik, Liebe, Mut: All diese Emotionen durften allem Elend und der Gewalt zum Trotz entstehen und weiterwachsen.

Martha und Kees halfen zunächst auf einem Bauernhof in Ichstedt, rund acht Kilometer südöstlich des Kyffhäuserdenkmals gelegen. Dort heirateten sie am 8. September 1945. Als Kees im Oktober 1945 zunächst ohne Martha nach Hause kam, waren seine Eltern und Geschwister zwar froh, dass er am Leben war. Doch er kam als verheirateter Mann zurück und konnte seinen

Eltern verkünden, dass das erste Enkelkind in ein paar Monaten kommen würde: »Da haben alle gestaunt. Doch ob sie einverstanden waren? Ich selbst bin erst 1956 geboren und muss sagen, dass ich zwar wusste, dass mein Vater in Deutschland gewesen war und dass meine Mutter als Deutsche geboren wurde. Doch über Zwangsarbeit hatte ich von beiden nie etwas gehört. Meine Mutter konnte überhaupt nichts vom Krieg hören oder sehen. Sie mochte auch nicht, wenn mein Vater über diese Zeit sprach. Die Trauerfeiern für die Opfer des Zweiten Weltkriegs, in den Niederlanden jährlich immer am 4. Mai, das war für sie ein ganz trauriger Tag. ›Über den Krieg sprechen? Nein, das begreifst Du nicht‹, das war so ein typischer Mutter-Satz. Wenn Dokumentationen über die Jahre 1933 bis 1945 liefen, stellte sie den Fernseher immer aus. Sie fühlte sich schuldig. Weil sie Deutsche war. Weil ihr Bruder Fallschirmjäger war und mittendrin im Geschehen«, erzählt Ton. Marthas Bruder war aktiv dabei, als Rotterdam zerbombt wurde. Zwischen 800 und 900 Menschen verloren ihr Leben. 24 978 Wohnungen, 24 Kirchen, 2320 Geschäfte, 775 Lagerhallen und 62 Schulen wurden zerstört. Die Bombardierung von Rotterdam durch die deutsche Luftwaffe mit 57 Bombern fand am frühen Nachmittag des 14. Mai 1940 statt, von 13:27 Uhr bis ungefähr 13:40 Uhr. Die komplette Altstadt wurde in nur dreizehn Minuten zerstört. Dieser Angriff auf Rotterdam führte zur Kapitulation der niederländischen Streitkräfte.[28]

Tons Schwester Erika bestätigt, dass sie zu Hause immer eine Spannung wahrgenommen habe am Tag des Gedenkens an die Kriegsopfer. Sie selbst habe nicht gewusst, was das genau war, diese Schwere im Haus, doch sie habe es gefühlt. Fragen an die Eltern seien nicht möglich gewesen, Erzählungen aus dieser Zeit existierten nicht. Sie habe zwar gewusst, dass sie in Deutschland geboren wurde, doch sei dies zu Hause nie sonderlich thematisiert worden. Die Umstände dieser Zeit schon gar nicht.

Kalter Empfang in den Niederlanden

Martha musste mit ihrer neugeborenen Tochter Erika zunächst in Thüringen ausharren, das in der russischen Besatzungszone lag. Am 7. Mai 1946 schrieb sie aus Ichstedt:

> »Mein lieber kleiner Kees! [...] Geschrieben habe ich dir schon, dass wir eine kleine Tochter haben, aber ob die Briefe dich erreichen, das weiß man wirklich nicht. Nun, Kees, bald wäre ich soweit, um zu dir zu kommen, aber mit deinem Schein komme ich nicht über die Grenze. [...] Ich musste einen Lebenslauf schreiben, Geburtsurkunde sowie politisches Führungszeugnis einschicken. Nun bin ich neugierig, wie lange das dauern wird. [...] Wenn ich wollte, würden sie mich in die Englische Zone bringen, aber ich bleibe lieber noch hier, denn im Lager mit unserer Kleinen, das möchte ich nicht. Du siehst, auch da geht schon alles in Ordnung, man muss eben immer so viel Geduld haben [...]. Aber was ich machen werde, ich muss mir etwas Geld borgen [...]. [...] Mutter bekam auch keine Unterstützung ein 1/4 Jahr, und arbeiten konnte ich nicht, da man keine Arbeit bekam. Seitdem du weg bist, war ich ein einziges Mal im Kino. Aber, Kees, wenn wir erst wieder zusammen sind, dann wollen wir alles nachholen. [...] Sei du recht herzlich gegrüßt und so viel Mal geküsst von deiner kleinen Frau, die dich sehr liebt und immer an dich denkt. Grüß deine Eltern und Geschwister recht herzlich von mir. Bald werde ich sie alle kennenlernen.«

Martha ahnte, dass das Leben für sie als Deutsche in der niederländischen Nachkriegsgesellschaft schwierig sein würde. Das

Verlobungsfoto von Martha und Kees zeigt das junge Paar vor den Trümmern am Tempelhofer Ufer 10 in Berlin, wohin sie gereist waren. Sie hatten nachts ein Schlauchboot bestiegen, das sie und andere gegen Gebühr über die Elbe brachte. Damals war es schwer, nach Berlin zu gelangen, da die Russen alles bewachten, Zufahrtsstraßen und Bahnhöfe kontrollierten. Martha und Kees waren extra nach Berlin gekommen, weil es die Stadt war, in der sie sich gefunden und verliebt hatten. Hier wollten sie zusammenleben. Besonders Martha war von Berlin begeistert. Doch sie stellten schnell fest, dass der Plan unmöglich schien. Zu viele Trümmer, zu viel Zerstörung, zu große Not. Ein Leben in den Niederlanden schien vernünftiger.

Im Frühjahr 1946 kam die gemeinsame Tochter Erika im Krankenhaus zu Artern in Thüringen zur Welt. Martha gelang es erst im November 1947 in die Niederlande einzureisen. An der Grenze wurde ihr alles abgenommen. Als sie vor Kees' Elternhaus stand, hatte sie in einer Hand einen leeren Koffer und an der anderen Hand die kleine Erika. Die Familie in den Niederlanden war wenig begeistert über diese deutsche Ehefrau. Martha wurde ignoriert, ihr Schwager verweigerte ihr den Handschlag. Über Jahre und Jahrzehnte. Ton und Erika erinnern sich, dass Martha irgendwann ihre Kontaktversuche aufgab. Sie wollte sich nicht länger durch Abweisung verletzen lassen. Zu Hause wurden deutsche Lieder gesungen, auch fuhren die Geschwister gerne nach Deutschland, um ihre Oma zu besuchen. Die deutsche Herkunft war kein Thema, auch wenn Ton als Kind in der Schule durchaus »Du dreckiger Moffe« hören musste, ein Schimpfwort für Deutsche. Er konnte nichts damit anfangen. Martha erschien dann persönlich in die Schule, um mit den Lehrern solche Vorfälle zu besprechen.

Über ihre Erlebnisse im Krieg redete Martha mit ihren Kindern nur einmal, kurz vor ihrem Tod. Ton erzählt, dass sie ihm vier Wochen, bevor sie starb – es waren wieder die Gedenktage an die Opfer des Zweiten Weltkriegs –, von einer Erinnerung berichtete: Sie habe Briefe, geschrieben von jüdischen Frauen, aus dem Lager Reichenbach herausgeschmuggelt und zur Post gebracht. Warum sie ihm genau diese Begebenheit aus ihrer Vergangenheit erzählte? Vielleicht, weil sie wusste, welch große Bedeutung ein Brief in diesen Zeiten haben konnte.

Vater Kees sprach zwar mit Freunden über seine Zeit als Zwangsarbeiter, den Kindern aber erzählte er wenig. Heute bedauern Erika und Ton, ihre Eltern nicht nachdrücklicher nach ihrer Geschichte gefragt zu haben. Tons Tochter Suzan hingegen hatte schon früh Interesse an der Familiengeschichte. Sie interviewte ihren Großvater Kees, sodass seine Erzählungen für die Familie erhalten geblieben sind.[29] Ton führt weiter aus: »Mein Vater hat erst angefangen zu erzählen, als meine Mutter 1995 gestorben war. Für die nächsten 20 Jahre hatte er freien Lauf im Erzählen. Seine Geschichten waren für mich sehr spannend. Er zeigte auch Fotos, ein Bann schien gebrochen«.

Ton besitzt ein Video, auf dem der betagte Kees seiner Enkeltochter Suzan erzählt, wie Martha und er sich kennengelernt haben. Suzan lacht viel und schreibt eifrig mit. Kees und Martha trafen sich zum ersten Mal im Wartezimmer eines Arztes, bei dem sie sich krankschreiben lassen wollten, obwohl beide nicht krank waren. Kees demonstriert, wie man sich krank stellte: die Achseln so lange mit den Händen reiben, bis sie glühten, damit das Thermometer eine gute Temperatur anzeigte. Er nannte Martha »Fräulein Kopka«, sie kannten sich flüchtig vom Sehen durch die Arbeit in der Gitterwickelei bei Telefunken. Im Wartezimmer begann ihre Liebe. Kees blieb einfach sitzen, bis Martha aus dem Arztzimmer kam. »Deine Großmutter war ja ein hübsches Mädchen«, erklärt der Großvater der Enkelin. Bei beiden konnte kein Krankheitsgrund attestiert werden. Doch sie gingen nicht wie befohlen zurück zur Arbeit, sondern stattdessen ins Kino. Kees erinnert sich an den Film: *Akrobat schö-ö-ö-n*. Die Eintrittskarte hatte er aufbewahrt, wie so viele Dokumente und Erinnerungsstücke.

Ton fragte sich, wie es seinem Vater gelang, diese Notizen immer bei sich tragen und zu retten, mitten in den Kriegswirren, den Bombennächten und dem Einmarsch der Roten Armee in Berlin. Während der Arbeit am Buch fiel ihm außerdem auf, wie wenig er über die Vergangenheit seiner Mutter gewusst hatte. Er recherchierte über das Dorf Alt Hammer, in dem sie aufgewachsen war. Martha und ihre Familie hatten in Schlesien alles verloren, eine Heimkehr war nicht mehr möglich. Doch Martha und ihre Mutter waren pragmatisch: Hauptsache, überlebt! Ton erzählt:

»Hier in den Niederlanden waren die Deutschen die Feinde. Doch das ist lange vorbei, dies gilt heute nur noch im Fußball. Mein Vater hatte auch Verständnis für die Deutschen, weil er in Berlin gemeinsam mit ihnen unter den Luftangriffen gelitten hatte. Doch für Zwangsarbeiter, die diese Zeit überlebt hatten, war die Situation nach der Heimkehr nicht einfach. ›Warum habt ihr das getan? Warum habt ihr die Deutschen unterstützt? Warum seid ihr nicht untergetaucht?‹ Solche Vorwürfe mussten sie sich anhören. Dann fing das große Schweigen an. Wenn man heute an den Zweiten Weltkrieg denkt: welche Bilder kommen hoch? Holocaust, Verfolgung, Bomben, zerstörte Städte, aber das Schicksal der Zwangsarbeiter und Zwangsarbeiterinnen wird nur selten gesehen. Obwohl sie millionenfach malochten.«

Im Sommer 2023 fuhr Ton mit seiner Ehefrau Ine nach Berlin. Im Gepäck: Die Asche seiner Eltern, verstaut in einer Plastiktüte. Von der Moltkebrücke aus wollte er die Asche seiner Eltern in die Spree streuen. Dies war der Ort, an dem sich seine Eltern das erste Mal geküsst hatten. Ihm war jedoch nicht klar gewesen, wie belebt und frequentiert diese Brücke heute ist: »Überall waren Kameras angebracht und außerdem war es ein sehr windiger Tag, der unserer Vorhaben erschwerte«, erzählt er mit einem Lachen. Also suchten sie eine ruhigere Ecke an einem nahe gelegenen Steg. Dort gelang die Bestattung im Wasser. Die Asche wollte nur langsam sinken. Doch endlich waren Kees und Martha wieder vereint, in der Stadt ihrer Träume.

Verloren in Europa: Die unerforschten Schicksale der Zwangsarbeiter

Kompromittierendes Material wurde vor Kriegsende massenweise vernichtet, erhaltene Dokumente geben einseitig die Sicht der Täter wieder: Die Schicksale der Menschen, die zu Zwangsarbeit verpflichtet wurden, werden bis heute mühsam aus unterschiedlichen Quellen zusammengeklaubt – etwa aus Akten der Gesundheitsämter oder aus Listen, die den Verlust persönlicher Dinge nach Bombenangriffen darlegten. Zwangsarbeiter wurden wenig historisch erforscht. Zu unübersichtlich die Zahl der Menschen, zu komplex ihre Wege. Zu groß oft auch die Scham der Nachkommen. Bis heute. Manche Kinder und Enkel halten lieber den Mund, aus Furcht vor rechtsradikalen Übergriffen. Andere suchen Vater, Mutter, Großeltern bis heute. Dabei müssen sie mit der Ablehnung durch die andere Familie rechnen, die oft keine Ahnung von der Existenz eines Kindes hat. Das Webportal zwangsarbeit-archiv.de, das die Stiftung Erinnerung, Verantwortung, Zukunft zusammen mit der Freien Universität Berlin betreibt, ist eine der größten Online-Sammlungen mit Zeitzeugenberichten in Deutschland. Knapp 600 ehemalige Zwangsarbeiterinnen und Zwangsarbeiter aus 26 Ländern erzählen ihre Lebensgeschichten in ausführlichen Audio- und Video-Interviews. Man kann sich kostenlos registrieren und über die eigene Familie recherchieren.

Rund 20 Millionen Menschen aus ganz Europa leisteten in den Jahren des Zweiten Weltkriegs für das nationalsozialistische Deutschland und in besetzten Gebieten Zwangsarbeit.[30]

> »Vor allem Männer, Frauen und auch Kinder aus der damaligen Sowjetunion, aus Frankreich, Polen und Italien wurden als Arbeitskräfte für die deutsche Kriegswirtschaft missbraucht. Sie kamen überall zum Einsatz – in deutschen Rüstungsfirmen ebenso wie in der Landwirtschaft oder in Privathaushalten. Die Betroffenen lebten oft eingepfercht in Lagerbaracken, wurden von der SS streng überwacht, verhungerten wegen Nahrungsmittelknappheit oder wurden von den Nazis umgebracht.«[31]

Allein in Berlin wird ihre Zahl auf eine halbe Million geschätzt. Martha und Kees waren nur zwei von ihnen. Was wohl Millionen andere Menschen erleben mussten? Die Historikerin Dr. Verena Buser bereitete das an die Gedenkstätte Lager Sandbostel angebundene Forschungs- und Ausstellungsprojekt »trotzdem da!« mit vor, das sich Kindern aus verbotenen Beziehungen von Kriegsgefangenen oder Zwangsarbeitern widmet. Sie schrieb in einer zusammenfassenden Ankündigung der Ausstellung:

»Die damaligen Kinder waren nach Kriegsende mit Anfeindungen aus der Mehrheitsgesellschaft konfrontiert, wurden beschimpft als ›Franzosenkind‹, ›Bastard‹ und mit noch Schlimmerem. Viele von ihnen suchen Väter und Mütter bis heute – die Kinder, die verbotenen Beziehungen zwischen Deutschen und Kriegsgefangenen oder Zwangsarbeiter*innen entstammen. Eines haben sie gemeinsam: Über ihre Existenz, ihre Lebensgeschichten und ihren Umgang mit der Vergangenheit ist bis heute nur wenig bekannt. Unzweifelhaft waren und sind diese Kinder aber ›trotzdem da!‹ Das Fortleben rassistischer Stereotype, Diskriminierung, Scham, aber auch das mangelnde Wissen über die eigene Herkunft führten dazu, dass nur wenige mit ihrer Geschichte an die Öffentlichkeit traten.«

Diese Scham haftete jahrzehntelang an. Sie bremste die Entwicklung eines gesunden Selbstbewusstseins aus. Das Gefühl, dass irgendetwas nicht stimmt im eigenen Ich, war immer da, eng damit verbunden: Der Wille, dieses störende Gefühl zu eliminieren. Diese unsichtbaren Fußfesseln abzulegen. Die Protagonisten in diesem Buch kennen diese zersetzenden Gefühle aus der Kindheit. In der Jugend machten sie sich auf, eigene Wege zu gehen, ohne eine ständige Rückbesinnung auf Herkunft oder Wurzeln. Sie wurden in aufregenden Zeiten in den 1960er- und 1970er-Jahren erwachsen, den Rebellionsjahren. Erst in der Lebensmitte, mit zunehmendem Alter oder durch den Tod eines Elternteils, schien die Suche nach den Wurzeln, nach dem Lüften der Geheimnisse, wichtiger zu werden. Dr. Verena Buser ordnet ein:

»Das damals geltende Recht der Jahre 1933 bis 1945 basierte auf einer rassistischen Weltanschauung. Kontakte zwischen der deutschen Bevölkerung, Kriegsgefangenen und Zwangsarbeiter*innen sollten nicht stattfinden. Hierfür wurden unter der deutschen Bevölkerung Merkblätter verteilt, Zwangsarbeiter*innen und Kriegsgefangene wurden regelmäßig über die geltenden Vorschriften belehrt. Der nationalsozialistische Alltag war ein anderer: Die Sicherheitsbehörden registrierten ab 1940 eine stetige Zunahme von ›GV-Verbrechen‹ (Geschlechtsverkehr-Verbrechen). Die Zahl der Kinder, die aus diesen Verbindungen hervorging, ist bis heute unbekannt. Ein Befehl des Reichsführers der SS und Chef der deutschen Polizei, Heinrich Himmler, legte fest, wie Frauen, denen Verkehr mit ›Fremdvölkischen‹ oder Kriegsgefangenen vorgeworfen wurde, vernommen werden sollten. Ende Januar 1940 führte er aus, dass unbedingt herausgefunden werden musste, ob GV stattgefunden habe oder nicht. Ein Erfragen von Details sei nicht notwendig, da dies ›lediglich Rückschlüsse auf eine merkwürdige innere Einstellung oder Geistesverfassung des Fragenden zulasse‹. Doch die Quellen sprechen eine andere Sprache. Zur ›gerechten‹ Bemessung des Strafmaßes wurde tief in die Umstände dieser verbotenen Beziehungen geschaut, nichts sollte den vermeintlich wachsamen, kontrollierenden Gestapo-Männern verborgen bleiben. Gestapo-Beamte erfragten peinliche Details und fanden Frauen, die mit ihren französischen Geliebten fliehen wollen. Frauen, die mit den Kriegsgefangenen flirteten und noch weiter gingen. Insbesondere verheiratete Frauen, deren Männer an der Front kämpften, wurden hart mit mehreren Jahren Zuchthaus bestraft oder sogar hingerichtet. Hier stand die ›deutsche Ehre‹ auf dem Spiel – was aber der deutsche Mann für Bekanntschaften während des Krieges schloss, danach wurde kaum gefragt und dementsprechend kaum bestraft. Bis heute wenig bekannt: entsprach ein polnischer Mann den rein äußeren Kriterien eines ›Ariers‹, so konnte er ›eingedeutscht‹ werden. Betroffene Männer wurden im SS-Sonderlager in Hinzert bei Trier oder im Lager Russenwiese in Nürnberg interniert. Teils mussten

> sie ein beschämendes Prozedere unterlaufen, wie Quellen aus dem Staatsarchiv Würzburg belegen. Fotos in unbekleidetem Zustand und Verhöre waren an der Tagesordnung. Doch was war mit den Kindern aus diesen Beziehungen? Vermutlich wurden unzählige abgetrieben, zu stark wirkten Scham und Schuld. Soldaten auf Heimaturlaub zeugten Kindern mit Ukrainerinnen, Bauernsöhne verliebten sich in Zwangsarbeiterinnen, deutsche Frauen freundeten sich mit polnischen Zwangsarbeitern an. Die Bandbreite der möglichen und unmöglichen, jedoch immer verbotenen Beziehungen war enorm. Akten aus Krankenhäusern wurden bislang nicht ausgewertet. Denn trotz rigider Strafmaßnahmen – bis hin zur Überstellung der Frau in ein Konzentrationslager und Hinrichtung des ausländischen Mannes – war der ›verbotene Umgang‹ – ein Massenphänomen. Im Januar 1942 ließ Heinrich Himmler verlauten, dass es bereits 20 000 Kinder aus diesen Beziehungen gäbe. Ob die Zahlen stimmig sind, ist aus historischer Sicht fragwürdig. Sie lassen sich nicht belegen. In den Quellen tauchen sie kaum auf.«

Zwangsarbeiter als Nischenthema? Obwohl 20 Millionen Menschen aus ganz Europa für das NS-Regime schuften mussten, unter Hunger, Entkräftung, Krankheit litten oder gar ihr Leben ließen? Es waren nicht nur die großen Konzerne Deutschlands, die auf Kriegswirtschaft umstellten und massenweise billige Arbeitskräfte brauchten. Zwangsarbeiter wurden auch in privaten Landgütern und Bauernhöfen eingespannt, für ein Stück Brot oder Butter. Während der Recherche über die Zwangsarbeiter stoße ich auf ganz unterschiedliche Quellen. Etwa auf den Gedenkort Topf & Söhne – Die Ofenbauer von Auschwitz in Erfurt. Dieser Hersteller produzierte die Verbrennungsöfen und installierte die Lüftungstechnik der Gaskammern im KZ Auschwitz. Es gab »nicht Teufel und Menschen in Auschwitz, sondern Menschen und Menschen«, wird Józef Szajna, ein ehemaliger polnischer Häftling im KZ Auschwitz und im KZ Buchenwald, auf der Homepage des Erinnerungsortes zitiert: »Menschen, die das Lager wollten, errichteten und in Betrieb hielten, und Menschen, am Ende weit über eine Million, die dort umgebracht wurden.«[32] Dieser Erinnerungsort wurde am 27. Januar 2011, dem Tag des Gedenkens an die Opfer des Nationalsozialismus, eröffnet. Auf der Website kann man in berührenden Video-Interviews die Menschen hören, die selbst betroffen waren oder zu den Nachkommen gehören. Eine feine Form der Aufarbeitung. Ein Ideal, von dem einige Großkonzerne in Deutschland weit entfernt scheinen.

Von der Pressestelle von Topf & Söhne – die Ofenbauer von Auschwitz erhalte ich den kostbaren Hinweis auf das neue Museum Zwangsarbeit im Nationalsozialismus in Weimar.[33] Ich freue mich darüber, auch, da ich auch dort reichhaltige Informationen und ausführlich dokumentierte Fallgeschichten finde. Über sechzig dieser Schicksale werden im Museum erzählt. Einerseits ein Geschenk an Informationen, doch zugleich wundere ich mich über das Eröffnungsdatum: 8. Mai 2024. Warum so spät? Die meisten der betroffenen Zwangsarbeiter sind verstorben. Es bleiben die Nachkommen, die in nicht wenigen Fällen nach jedem einzelnen Hinweis fahnden, um eine Familiengeschichte zu rekonstruieren. Jeder Schnipsel, jeder Eintrag, jedes Foto scheint wichtig, um mehr über Vermisste und Angehörige zu erfahren. Ton erzählt, dass er in den Niederlanden keinerlei Gedenkorte oder Museen für die Zwangsarbeiter finden kann: »Etwa 400 000 Männer verrichteten Sklavenarbeit in Deutschland. Sie wurden in der offiziellen Erinnerung der Niederländer einfach vergessen.« Dieser Umstand ärgert ihn. Umso größer die Freude darüber, dass in Deutschland aktuell mehr aktive Aufarbeitung zu diesem Thema geschieht.

Das Museum Zwangsarbeit im Nationalsozialismus schreibt sich selbst auf die Agenda:

> »Die Dauerausstellung setzt sich gezielt mit der gewaltsamen Beziehungsgeschichte von Deutschen und Zwangsarbeitern auseinander. Sie zeigt unterschiedliche Einstellungen und beleuchtet Handlungsspielräume von Beteiligten. Sie erzählt an vielen Beispielen, was Zwangsarbeit bedeutete und wo sie stattfand: etwa in den ersten Konzentrationslagern noch in den 1930er-Jahren, in den Ghettos für Jüdinnen und Juden im besetzten Polen, im Handwerksbetrieb um die Ecke, bei BMW in München Allach oder bei der Produktion von Raketen im KZ Mittelbau-Dora. Sie schildert unter anderem beispielhaft die Schicksale von polnischen Zwangsarbeiter:innen in der Landwirtschaft, von russischen Kriegsgefangenen am Polarkreis in Norwegen oder von italienischen Militärinternierten in Kahla in Thüringen. Sie zeigt das Schicksal von schwangeren Russinnen, Ukrainerinnen und Polinnen, die zur Abtreibung gezwungen wurden, oder deren Säuglinge, die deutsche Verantwortliche bewusst der Verwahrlosung und dem Sterben überließen.«

Das Museum Zwangsarbeit liegt zentral in der Innenstadt, mitten im Leben. Untergebracht im ehemaligen »Gauforum« im Quartier Weimarer Moderne, nahe dem Bauhaus-Museum und dem Museum Neues Weimar, wird nicht nur die Stadtgeschichte einbezogen. Gegenwart und Geschichte verschmelzen. Die Zwangsarbeiter im Zentrum, endlich. Das Ende des Zweiten Weltkrieges jährt sich 2025 zum achtzigsten Mal. Immer noch kennen wir längst nicht alle Details der Grauen aus dieser Zeit.

Teil Zwei:
Das Erbe der Vergangenheit

Von offenen und geschlossenen Türen

WARUM MANCHE FAMILIEN NOCH HEUTE SCHWEIGEN

Während der Suche nach Menschen, deren Herkunft in gemischten Verhältnissen wurzelt, stoße ich auch auf verschlossene Türen. Gerne wollte ich eine Geschichte aus der Generation der jungen Menschen unter 30 Jahren erzählen. Ich hatte jemanden im Sinn, dessen Großvater ein Jude aus Ungarn war. Eine Absage. Man fürchtet sich vor dem Wiedererkennen, auch wenn ich Namen und Orte geändert hätte. Da war eine riesige Angst vor dem Bloßstellen, davor, allein anhand der Aussagen erkannt und diffamiert zu werden, entweder online oder in der Realität: es könnten die Reifen zerstochen und das Wohnhaus beschmiert werden oder es könnte wirklich jemand hinter der nächsten Ecke lauern. Angst vor purer, körperlicher Gewalt, sogar Angst vor dem Tod auf Grund der Herkunft. In heutigen Tagen mit der gestiegenen Anzahl an antisemitischen Übergriffen: leider leicht nachvollziehbar. Ich versuche mir vorzustellen, wie man mit diesem Gepäck, angehäuft aus der Vergangenheit und weitergetragen in der Gegenwart, ein freies und selbstbestimmtes Leben führen kann. Gar nicht. Zu konkret und greifbar scheint die Gefahr.

Ich frage Kliniken an, Selbsthilfegruppen, Professoren. Unter anderem spreche ich mit einem sogenannten »Brown Baby«, wie die Kinder von schwarzen US-amerikanischen GIs mit deutschen Müttern genannt wurden. Die Herkunft war bei dieser Frau durch die dunklere Hautfarbe auch sichtbar, das erhöhte die Gefahr für Ausgrenzung und Stigmatisierung, ließ sich schwerer vertuschen. Die afroamerikanischen GIs waren in ihrem Heimatland Rassismus und körperlicher Gewalt ausgesetzt, doch in Deutschland befanden sie sich in einer Machtposition. Die farbigen GIs bewegten sich im Nachkriegsdeutschland relativ frei, im Gegensatz zu den USA, wo die Rassen zu jener Zeit noch strikt getrennt wurden. Mit Hilfe einer Organisation hatte diese Frau ihren leiblichen Vater gefunden. Es folgte ein herzliches Wiedersehen, hier wie dort. Sie hat eine Beruhigung erfahren, die vielen anderen Suchenden nicht zuteilwurde, dennoch will sie über ihre Erfahrung nicht sprechen. Dann läge sie »nachts wieder wach, alle Gedanken drehen sich, da ist ein lebenslanger Kummer und eine Angst, die wieder hochsteigt«. Ich habe volles Verständnis, will keine alten Wunden aufreißen.

Eine andere Frau erzählt mir, wie sehr sie lebenslang mit ihrer Mutter gekämpft hatte. Mit unzähligen Kontaktabbrüchen, jahrelangem Schweigen, da die Mutter den Namen des Vaters nicht preisgeben wollte. Die Tochter vermutet Gewalterfahrungen ihrer Mutter, die ihr Geheimnis mit ins Grab nahm. Heute klingt die Tochter verständnisvoll. Sie erkennt an, dass ihre Mutter traumatisiert war und das Erlebte nicht auflösen konnte. Die Mutter musste mitansehen, wie ihre eigene Mutter auf der Flucht aus dem Osten von den Kugeln russischer Soldaten hingerichtet wurde. Seitdem blieb diese Frau lebenslang stumm gegenüber ihren eigenen Gefühlen. Unfähig, diese wahrzunehmen oder zu benennen, auch in den Auseinandersetzungen mit der eigenen Tochter. Auch diese Frau, diese Kriegsenkelin, möchte nicht namentlich erwähnt werden und dieses Thema nicht vertiefen. Zu lange dauerte ihr Kampf.

Es fühlt sich ein wenig so an, als ob ich einige Türen in einem riesigen Haus öffne und hinter jeder einzelnen Tür verbirgt sich ein neues Gemälde mit anderen Farbtönen, Schattierungen und Rätseln, die entschlüsselt werden wollen. Andere Türen bleiben ganz verschlossen. Die Nachfragen bei den Selbsthilfegruppen der »Kriegsenkel« versanden leider. Vorsichtige Antworten, um die Absage zu begründen: »Wir wachsen noch zusammen.« Es existieren erstaunlich viele »Kriegsenkel«-Gruppen in ganz Deutschland, auch Coaches und Therapeuten spezialisieren sich auf dieses Thema. Beim Hören des Podcasts »Gefühlserben« von Sven Rohde, einem Hamburger Coach, der Workshops für Kriegsenkel veranstaltet, erfahre ich, wie er herausfand, dass sein Großvater während der Schlacht um Stalingrad ein Täter war.[34] Die Unterscheidung, ob man ein Nachkomme eines Täters, eines Opfers oder eines passiven Unterstützers des NS-Regimes war, erscheint immens wichtig. Einerseits, weil immer noch das Gefühl einer Schuld weiter im Gemüt haften bleiben kann. Andererseits: Was können die Enkel dafür, wie ihre Großeltern agierten? Doch wir brauchen dieses Vorwissen, um eigene Handlungen neu zu denken und zu erklären. Auch, wenn diese Dinge in der Vergangenheit geschahen, ahnen wir ihre Schatten bis heute.

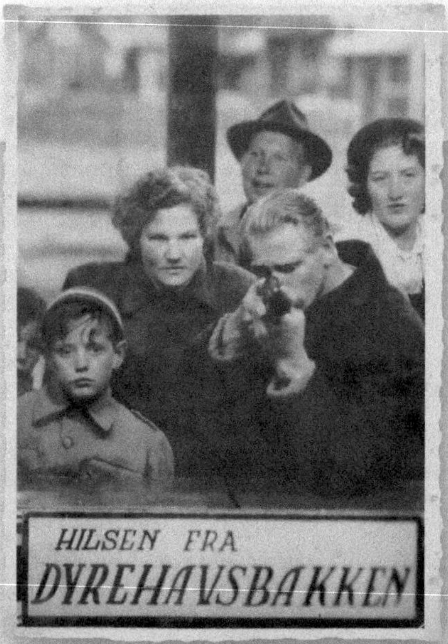

Oben: Arnes Mutter Lili und sein Stiefvater. Unten: Arnes Vater Drago mit seinen Geschwistern.

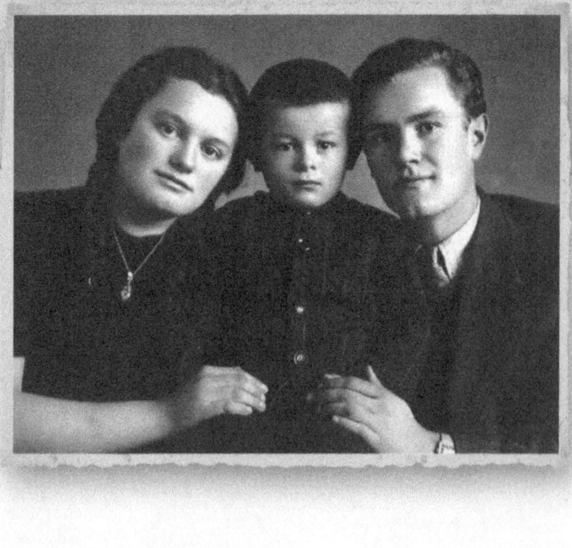

»Welche Macht haben die Toten über die Lebenden?«

ARNE ØLAND, GEBOREN 1945

Während der schwierigen Suche nach erzählbereiten Gesprächspartnern aus gemischten Beziehungen fällt mir das fantastisch gestaltete Museum *Flugt* im dänischen Oksbøl, nahe der Nordseeküste ein.[35] Ich hatte eine Reportage über diesen Ort geschrieben, über die scheinbare dänische Idylle: Dort die weiß getünchte Kirche mit viereckigem Turm, hier die Post, da eine Bank und der Bahnhof, verbunden durch gerade Straßen. Ein lichter Ort in Jütland, etwa 3000 Einwohner. Ein beruhigendes Gefühl von Ordnung und Orientierung stellt sich ein. Man könnte nun von diesem Ort namens Oksbøl weiterfahren, etwa zum beliebten Vejers Strand. Oder man hält sich nordwestlich und stößt auf ein dicht bewachsenes Waldstück. In diesem Wald umrahmt ein Wall aus Feldsteinen die Deutsche Kriegsgräberstätte Oksbøl. 121 deutsche Soldaten und 1675 deutsche Flüchtlinge liegen hier in langen Reihen unter steinernen Kreuzen begraben. Etwa 250 000 Menschen, vor allem aus den Ostgebieten wie Pommern und Ostpreußen, flohen vor der sowjetischen Armee auf Schiffen über die Ostsee bis nach Dänemark, das damals vier Millionen Einwohner hatte. Die ersten Flüchtlinge legten am 9. Februar 1945 im Hafen von Kopenhagen an.

Zunächst wurden die Deutschen in Krankenhäusern, Schulen, Fabriken, Gasthöfen oder Privatunterkünften untergebracht.

Dass an diesem Ort ein Flüchtlingslager für Deutsche existiert hat, war auch manchem Einwohner von Oksbøl nicht klar, denn fast alle Gebäude des Lagers wurden Ende der 1950er-Jahre abgerissen, die Spuren verschwanden. Bäume und Gebüsch wuchsen an der Stelle, wo bis zu 35 000 deutsche Flüchtlinge unter elenden Bedingungen in Baracken gehaust haben, eng zusammengepfercht, streng bewacht, umzäunt von Stacheldraht auf zehn Kilometern Länge.

2022 wurde am Standort des ehemaligen Lagers in Oksbøl das Museum *Flugt* (deutsch: Flucht) eröffnet, das auch über die Geschichte der deutschen Flüchtlinge aufklärt. Ein Neubau aus Cortenstahl verbindet zwei ehemalige Lagergebäude in licht anmutender skandinavischer Architektur. Mit Film, Ton und Objekten soll das Schicksal von Flüchtlingen der vergangenen 100 Jahre bis heute greifbar werden, ob es um Menschen aus der Ukraine, Vietnam, Afghanistan oder Syrien geht. Die Schicksale der deutschen Flüchtlinge in Dänemark gegen Ende des Zweiten Weltkrieges gerieten in Vergessenheit, nun rückt das Museum die Erinnerung an diese Jahre in die Öffentlichkeit.

Obgleich streng verboten: Könnte es nicht doch zu Kontakten zwischen Deutschen und Dänen gekommen sein, aus denen »verbotene Kinder« entstanden? Ich schreibe das Museum mit dieser Frage an. Der Museumsinspektor John Jensen antwortet umgehend: Ich könne ihn anrufen, er habe gerade Zeit. Was für eine schöne und schnelle Reaktion aus dem Nachbarland. Im Gespräch meint er, dass zwar das *Flugt*-Museum sehr viel von Deutschen besucht werde, auch von Nachkommen der Lagerinsassen, dass ihm selbst aber keine Kinder aus deutsch-dänischen Beziehungen jener Zeit bekannt seien.

Kurz nach dem Gespräch sendet mir John Jensen dann aber doch einen Standort in Hillerød, nördlich von Kopenhagen gelegen, dazu eine Mailadresse und den Namen Arne Øland. Dieser habe den dänischen Kriegskinderverein gegründet, den Danske Krigsbørns Forening, und verfüge über Kontakte.

»Welche Macht haben die Toten über die Lebenden?« Mit dieser Frage antwortet Arne Øland auf meine erste Mail. Ich ahne, dass ich es – wieder – mit einem großen Erzähltalent zu tun habe. In den kommenden Tagen sendet Arne Texte, Fotos und den Link zu einem fünfteiligen Podcast, den seine Schwiegertochter Anne Pilegaard Petersen 2024 über seine Geschichte veröffentlicht hatte: *Besættelsen*, auf Deutsch: »Die Besatzung«. Ohne sehr viel Dänisch zu verstehen, kann ich hören, wie professionell und tiefgründig dieser Podcast gestaltet ist, wie er Herz und Hirn anspricht. Man hört Originalaufnahmen der Stimmen und Musik aus der Besatzungszeit, wird in diese Jahre zurückversetzt. Es geht nicht nur um Arne, den ich sofort als wortgewaltig wahrnehme, sondern um das Damals ebenso wie das Heute und darum, wie die Vergangenheit in die Gegenwart hineinwirkt. Seine Schwiegertochter hat mehrere Preise für ihre Arbeit bekommen, auch für ihren Podcast *Blackout – das Mädchen im Bild*, der 2020 mit dem Prix Europa als »Beste europäische Radio-Dokumentationsreihe des Jahres« ausgezeichnet wurde. In *Besættelsen* setzt sie sich differenziert mit ihrem fast achtzigjährigen Schwiegervater auseinander. Auch Arnes jüngster Sohn Malthe und Arnes Ex-Frau Anne-Mette kommen darin zu Wort. Eine deutsche Fassung soll folgen.

Ich frage mich, warum es in Deutschland kein ähnliches Projekt zum Schicksal der unerwünschten Kriegskinder gibt – packend, verständlich, zugänglich für jeden. Ohne Anklage, ohne aufgesetzte Betroffenheit, ohne Selbstmitleid. Sondern reine Erzählkunst aus persönlich erzählten Geschichten: Dies könnte bereits ausreichen, um diesen Aspekt der Geschichte aus dem Schatten zu holen.

Arne Øland sendet mir auch Fotos mit seinen vier Kindern und dem jüngsten Enkelsohn. Eine Familie, die mich nicht kalt lässt, obwohl ich nur Zuschauerin und Zuhörerin bin. Allmählich bekomme ich eine Ahnung, mit wem ich es zu tun habe: Arne hat Philosophie und Mathematik studiert, dann als Lehrer und Schuldirektor gearbeitet. Er bekam das Bundesverdienstkreuz verliehen, welches er nur genau einmal, nämlich bei der Verleihung getragen hat. Ansonsten sei diese Auszeichnung in einem Pappkarton in irgendeiner Schublade verschwunden. Sie habe keine persönliche Bedeutung für ihn. 15 Jahre hat er auf Grönland gelebt. Schwamm zwischen den Eisbergen. Es folgt eine Einladung nach Dänemark, und ich füge dieser Liste sein herzliches Lachen hinzu. Wie, um Himmels Willen, passt dieser Mann zu der schwierigen Vergangenheit, von der ich in Teilen nach dem ersten Recherchieren schon weiß?

»In Zukunft sagt ihr Vater zu ihm!«

Er erzählt selbst:

> »Ich erinnere mich an einen Moment, als ich vier oder fünf Jahre alt war: Meine Mutter machte meinen drei Jahre älteren Bruder für einen Ausflug in das Schwimmbad fertig. Wir standen im Flur unserer kleinen Wohnung am Rande des Stadtteils Østerbro in Kopenhagen und zogen unsere Mäntel an. Während meine Mutter meinen Mantel zuknöpfte, sagte sie eindringlich zu uns: ›In Zukunft sagt ihr Vater zu ihm!‹ Wir versprachen es. Kurze Zeit später saß

mein Bruder auf dem Soziussitz und ich im Beiwagen des Motorrads unseres ›Vaters‹. Von diesem Moment an bekam ich ein merkwürdiges Gefühl auf der Zunge, wenn ich das Wort ›Vater‹ sagen musste, ein stechendes, abstoßendes Gefühl, genauso wie wenn er versuchte, mich zu umarmen, und ich für einen Moment die Bartstoppeln und die unangenehme Nähe seines Gesichts ertragen musste. Eine Umarmung von meiner Mutter oder Großmutter war ganz anders, warm und weich, und ich verzieh meiner Großmutter gerne ihren starken Körpergeruch, der sich mit dem Duft von Kaffee, Kohl oder gebratenen Zwiebeln mischte. Es war, als lähmte das Wort ›Vater‹ meine Zunge, und ich glaube, meinem Bruder ging es ähnlich. Wenn er ›Vater‹ aussprach, klang es wie ein heißeres Flüstern. Besonders schlimm wurde es, wenn ›Vater‹ später, nach der Scheidung von meiner Mutter, zu Besuch kam. Ich versuchte, immer wieder Situationen aus dem Weg zu gehen, in denen ich dieses falsche Wort hätte sagen müssen.

Immer wieder versuchte ich meine Mutter dazu zu bringen, mir irgendetwas über meinen richtigen Vater zu verraten. Als ich etwa neun Jahre alt war, erfuhr ich von ihr, dass sie während der Besatzung einen ›schönen jungen Mann‹ – das waren ihre Worte – getroffen hätte, wegen der deutschen Besatzung wäre man aber vorsichtig damit gewesen, vertrauliche Informationen weiterzugeben. Daher habe sie nur seinen Vornamen gekannt, Karl. Und er habe nur ihren gekannt: Lilli. Mit der deutschen Kapitulation verschwand er.«

Die Frage nach dem Vater beschäftigte Arne mehr, als er zugeben wollte. Auf die ein oder andere Weise kam er in der Kindheit immer wieder darauf zurück. Dies deckt sich mit den anderen Erzählungen in diesem Buch. Diese Kinder ahnten oder wussten bereits in jungen Jahren, dass mit den Erzählungen über ihre Herkunft etwas nicht stimmte. Arne erinnert sich an viele kleine

Ereignisse aus seinem Alltag, die ihn auf seine unklare Herkunft stießen und seine Gefühle erschütterten:

»Wenn ich Spielkameraden besuchte, die mit ihren Eltern und Geschwistern zusammenwohnten, fühlte ich mich immer etwas fremd und ich hatte auch das Gefühl, dass sie mir fremd waren. Ganz so, als wären sie Einwanderer aus einem anderen Land, in dem es Väter gab. Leichter war es, mit denen zu spielen, die mit ihrer Mutter alleine waren. Nachdem ich gelernt hatte, ›Vater‹ zu einem fremden Mann zu sagen, wurde mir bewusst, dass mit meinem Nachnamen etwas nicht stimmte. Der Nachname meines Stiefvaters war Nielsen, der Mädchenname meiner Mutter Hansen, was ich als Kind aber nicht wusste, weil ich meinen Vornamen bislang nur zusammen mit dem Namen Nielsen gehört hatte. An meinem ersten Schultag wurden wir von unserem liebenswerten und äußerst schlagfertigen Lehrer, Herrn Bjørnekær, in alphabetischer Reihenfolge aufgerufen und unsere Namen auf einer Liste abgehakt. Irgendwann rief er: ›Arne Hansen!‹ Niemand reagierte. Der Lehrer wiederholte es. Als sich noch immer niemand zu erkennen gab, fragte er: ›Ist hier niemand, der Arne heißt?‹ Plötzlich im Zentrum der Aufmerksamkeit, sagte ich etwas verschüchtert: ›Ich heiße Arne.‹ Er fragte, wie ich weiter heiße. Nachdem ich seine Frage mit ›Arne Nielsen‹ beantwortet hatte, machte Herr Bjørnekær eine Notiz ins Klassenbuch. Im Laufe des ersten Schuljahres schaffte ich es, einen Blick in das Klassenbuch zu werfen. Dort stand: Arne Hansen (genannt Nielsen). Später schlich ich mich in das Klassenzimmer meines Bruders und las in seinem Klassenbuch: Flemming Vangborg (genannt Nielsen). Die offizielle Namensänderung in ›Nielsen‹ geschah erst 1958, kurz vor der Konfirmation meines Bruders. Bei dieser kirchlichen Zeremonie sollte schließlich nicht herauskommen, dass mein Bruder, unsere kleine Schwester und ich unterschiedliche Nachnamen hatten. Damit es kein Gerede gäbe.

Meine Mutter, meine Schwester und ich fuhren einmal nach einem Besuch bei meiner Großmutter auf dem Ørstedsvej, einer Straße nicht weit entfernt von der Messehalle ›Forum‹, auf Fahrrädern zurück nach Hause. Über uns braute sich ein Gewitter zusammen und es war bestimmt nicht der beste Zeitpunkt, um bohrende Fragen zu stellen. Dennoch nahm ich meinen ganzen Mut zusammen und fragte betont beiläufig: ›Wer ist eigentlich mein Vater?‹ Vielleicht versetzte mich die Nähe zum ›Forum‹ für ein paar Sekunden ins Forum Romanum, sodass ich mich wie ein Gladiator im Kampf fühlte. Jedenfalls brach nicht nur am Himmel ein Unwetter los: Selten hatte ich meine Mutter so wütend gesehen, so schnell, so furchterregend. Das sei absolut nichts, in das ich mich einzumischen hätte, zischte sie, und damit basta! Dass meine Mutter etwas mit dem Krieg und der Besatzung zu tun gehabt haben könne, lag außerhalb meiner Vorstellungskraft.
Genauso wie Kinder, die sich nicht mit ihrem Adoptiv- oder Stiefvater identifizieren können, litt auch ich unter einer Form der ›Foster-Child Fantasy‹, also einer für Waisenkinder typischen Fantasiewelt. Ich stellte mir zum Beispiel vor, mein Vater wäre Mitglied des dänischen Widerstands gewesen und bei irgendeiner heroischen Aktion gegen Kriegsende ums Leben gekommen. Viele mir sympathische Männer, die etwa im gleichen Alter meiner Mutter waren, wurden auf diese Art zu einer Projektionsfläche für meine Vaterfantasien. Dazu gehörten einige meiner Lehrer, Betreuer bei den Pfadfindern, ein paar meiner Jugendtrainer, Betreuer im Schwimmen, Kunstspringen und Boxen. Ich wünschte mir, einer von ihnen könne den Platz meines Stiefvaters einnehmen, und versuchte mir vorzustellen, in der Obhut dieses Mannes zu sein. Erst viele Jahre später fand ich heraus, dass viele dieser Vaterbilder mindestens genau so viel mit dem Krieg zu tun gehabt hatten wie meine Mutter.
Dass meine Mutter mir nicht verraten wollte und konnte, wer mein Vater war, schuf eine unsichtbare und doch spürbare Distanz

zwischen uns. Weil Kinder das Verhalten ihrer Eltern imitieren, hörte auch ich auf, sie in meine Angelegenheiten einzuweihen. Eine Entfremdung, die absolut nicht hätte sein müssen. Später hatte ich Anlass zu glauben, dass meine Mutter und ihre Mutter miteinander in der gleichen Misere steckten, dass das Verhalten, so gesehen, weniger Ausdruck einer persönlichen Wahl war als eher eines zeittypischen sozialen Verhaltens, nach dem frühere Ehemänner oder Partner das gleiche Schicksal ereilte wie Orwells ›Unpersonen‹, die nach ihrem Verschwinden aus allen Erinnerungen, Fotoalben und ähnlichem gelöscht werden.«

Eine intakte und solide Kernfamilie mit Vater, Mutter, Sohn und Tochter traf Arne zum ersten Mal als 13-Jähriger bei seinem Klassenkameraden und guten Freund Lars. Sie teilten die Liebe für die Naturwissenschaften, insbesondere für Astronomie. Lars zeigte Arne sein Teleskop und die selbst entworfene Sternenkarte, die er mit Hilfe seines Vaters gezeichnet hatte. Die Familie fuhr häufig gemeinsam in den Urlaub und Arne hatte das Glück, einmal dazu eingeladen zu werden. Vorher hatte er nur ein einziges Mal als Sechsjähriger einen Urlaub erlebt, zusammen mit seiner Mutter, seiner kleinen Schwester, seinem Bruder und dem Stiefvater.

»Das liebevolle und überaus harmonische Verhältnis zwischen den Eltern von Lars – Lichtjahre entfernt von dem, was ich kannte – zeigte sich zum Beispiel daran, dass auf dem Esstisch ein Band mit Liebesgedichten von Jacques Prévert zwischen Äpfeln und Birnen in einer Obstschale lag. Das gemeinsame Lesen französischer Liebesgedichte war für die Eltern ebenso natürlich, wie sich einen Apfel aus der Schale zu schnappen! Das hatte nichts mit meiner Wirklichkeit zu tun. Wenn ich mir seither eine Familie vorstellte, tauchte immer das Bild von Lars und seinem Vater auf: Wie sie in einer dunklen warmen Nacht auf einem Balkon in Østerbro stehen, in den Sternenhimmel schauen und den Gang der Planeten durch die Tierkreise erörtern.

Um das Fehlen eines Vaters zu kompensieren, machte ich mir weis, ich könne mich selbst erziehen und bilden. 1964 las ich die Autobiografie eines anderen Vaterlosen und dieser Satz von Sartre beeindruckte mich sehr: ›Es gibt keine guten Väter, das ist die Regel; die Schuld soll man nicht den Menschen geben, sondern dem Band der Vaterschaft, das faul ist. Kinder machen, ausgezeichnet; Kinder haben; welche Unbill! Hätte mein Vater weitergelebt, er hätte mich mit seiner ganzen Länge überragt und dabei erdrückt. Glücklicherweise starb er sehr früh (...).‹[36]

Für meinen isländischen Freund Herbert, der auch ein ›Deutschenbalg‹ ist, war das Aufwachsen ohne Vater etwas völlig anderes, als es für mich war. Auch wenn Herbert, der im Januar 1946 geboren wurde, seinen Vater nie kennengelernt hat, gab es doch immer Offenheit in Bezug auf seine Herkunft. Sein Vater war gemeinsam mit einem Dutzend Dänen bei einem missglückten Sabotageversuch der BOPA – der Widerstandsbewegung Bürgerliche Partisanen – im April 1945 ums Leben gekommen. Herbert trägt den deutschen Vornamen und auch Nachnamen und dieser Vater steht auch auf seinem isländischen Taufschein neben dem der Mutter. Er hat Fotografien von seinem Vater und weiß, wo dieser auf dem Vestre Friedhof in Kopenhagen begraben liegt. Als Kind ist Herbert in Lederhosen durch Reykjavik spaziert. Auch wenn der Vater bereits vor seiner Geburt verstorben ist, gibt es angesichts sichtbarer Zeichen seiner Existenz keine Fragen. Für Herbert ist der Vater fast genauso real wie die Mutter, er ist ein natürlicher Teil der Verwandtschaft. Über meinen Vater wusste ich bis 1993 dagegen praktisch nichts.«[37]

Leben unter deutscher Besatzung

»Tyskertøs«, »Feltmadras«, »Syfilishoppe«: Deutschenflittchen. Feldmatratze. Syphilis-Stute. Nackt, die Köpfe geschoren, die Körper mit Hakenkreuzen beschmiert. In den Augen der beschimpften Frauen sieht man Entsetzen, Scham, Todesangst. Sie sind umzingelt von einem wütenden Mob, der sie beschimpft, tritt und schlägt. Was war das Verbrechen dieser Frauen? Sie hatten sich während der Besatzungszeit in Dänemark mit deutschen Soldaten eingelassen. Es sind verstörende Fotos und Tonaufnahmen. Die Frauen hilflos, geduckt, sich schützend. Die andere Gruppe laut grölend in Sprechchören, bereit zum Angriff. Ein Teil dieser Frauen wurde inhaftiert, andere zogen um in eine andere Stadt oder verließen gleich das Land. Sie trugen Kopftuch, um ihr geschorenes Haupt zu verbergen.

Am 9. April 1940 begann die Besatzungszeit der deutschen Wehrmacht in Dänemark. Ich frage meinen zwölfjährigen Sohn: »Sag mal, wie lange hat es gedauert, bis Dänemark sich ergeben hatte?« Seine Antwort kommt ohne Zögern: »Ein paar Stunden. Sogar schneller als in Luxembourg.« Im Sammeln von Spezialwissen ist er gut, gerade wenn es um den Zweiten Weltkrieg geht. Ich verstehe seine seltsame Faszination für diese Zeit nicht völlig, doch manchmal hilft er mir, kennt Daten, Zahlen, Fakten. Mein eigenes Archiv.

Am frühen Morgen des 9. April 1940 rückten die Soldaten der Wehrmacht beim sogenannten »Unternehmen Weserübung« in Südjütland ein. Zeitgleich landeten die Truppen auf Kriegsschiffen vom Wasser aus in Aalborg am Limfjord, durch den Zugang zur Nordsee ein strategisch wichtiger Seeweg. Mittels aus der Luft abgeworfener Flugblätter wurde mit der Bombardierung Kopenhagens gedroht. Die dänische Regierung unterwarf sich schon nach wenigen Stunden des Kampfes. Fünf Jahre Besatzungszeit folgten.

Was bedeutet Besatzung konkret? Das Dröhnen der beschlagenen Soldatenstiefel auf den Straßen. Nächtliche Ausgangssperren. Wer sich nicht daran hielt, konnte in Sekunden per Kopfschuss getötet werden. Es kam zu Einquartierungen. Hakenkreuze überall, vor allem an symbolträchtigen Gebäuden wie Rathäusern, Parlamenten, Botschaften, Universitäten, Sehenswürdigkeiten. Überall Deutsche. Die deutschen Besatzer entwickelten in der Verwaltung einen manischen Kontrollwahn. Sie kontrollierten übermäßig, für nahezu jede Alltagssituation musste man Genehmigungen vorlegen, Papiere bei sich führen. Auf dem Land brauchten die Bauern Genehmigungen, um das Getreide zur Mühle bringen zu dürfen oder ihre Tiere zu schlachten. Bei kleinsten Zuwiderhandlungen drohten Verhaftungen. Man wurde fremdbeherrscht, das ist eine Demütigungserfahrung, sowohl politisch als auch emotional. Schon die pure Präsenz der deutschen Soldaten sollte Angst erzeugen. An manchen Stationierungsorten lebten mehr Soldaten als Einheimische. Etwa 3200 Soldaten patrouillierten durch die Städte, dazu die 6000 Nationalsozialisten und Angehörige der deutschen Minderheit des *Frikorps Danmark*, aufgestellt von der SS.

»Unter den von Deutschland während des Zweiten Weltkrieges besetzten Gebieten war Dänemark einer der friedlichsten Orte in Europa. Dänische Kriegskinder, die zwischen 1940 und 1947 geboren wurden, kannten die Schrecken und Grausamkeiten des Krieges nicht, wie sie in anderen Teilen des Kontinents zu sehen waren – mit Ausnahme einiger weniger Unglücklicher«, schreibt Arne Øland in seinem Beitrag zur Anthologie *Born of War – Vom Krieg geboren*. Tatsächlich verlief die Besatzungszeit in Osteuropa sehr viel brutaler als in Westeuropa. In Belarus,

Polen und in der Ukraine wurde die Bevölkerung nicht nur diskriminiert, sondern auch terrorisiert. Es kam zu massenhaften Verschleppungen von Menschen, die in Deutschland Zwangsarbeit verrichten mussten. Willkürlich wurden Geiseln festgenommen, um sie zu erschießen. Oder es wurden tyrannische Anweisungen erlassen, etwa dass die Straßen zu reinigen seien: mit Zahnbürsten. Junge Frauen wurden auf der Straße festgenommen und zum Putzen verdonnert. Dafür durften sie jedoch keine Lappen benutzen, sondern mussten die eigene Kleidung dafür verwenden. Eine grausame Vorstellung, wie die Frauen etwa in Polen im Winter Ende 1939 mit der eigenen Kleidung, Fenster, Türen oder Böden wischen mussten. Nach der verrichteten Arbeit mussten sie diese nasse Kleidung bei frostigen Temperaturen wieder anziehen. Viele dieser Frauen starben an Unterkühlung oder an ihren Verletzungen, denn die Demütigungen steigerten sich zu körperlicher Gewalt und Vergewaltigungen. Derartige Beispiele hat die Historikerin Professor Dr. Tatjana Tönsmeyer zusammengetragen, die an der Universität Wuppertal forscht und lehrt. Sie findet, dass zu wenig bekannt sei zur Besatzungszeit, obwohl diese viel länger dauerte als die eigentlichen Kampfhandlungen.

230 Millionen Europäer lebten während des Zweiten Weltkriegs unter deutscher Besatzung. Professor Tönsmeyer hat zehn Jahre lang über die Besatzungszeit in Europa geforscht, sie hat in achtzig Archiven weltweit recherchiert und in Zusammenarbeit mit internationalen Kollegen Tagebuchaufzeichnungen, Schulbücher und Todeslisten ausgewertet. 2024 erschien ihr Buch »Unter deutscher Besatzung«, in dem sie über die Erfahrung von Demütigung schreibt; politisch, emotional und körperlich.[38] Sie beleuchtet den Alltag der Menschen in den besetzten Ländern, die Ängste und Unsicherheiten: Welche neuen

Regeln werden sich die Besatzer ausdenken? Oder die ständige Sorge, wo das Essen für morgen herkommen soll. Bekomme ich heute noch eine Ration, wenn ich die Letzte in der Warteschlange bin? Wie schütze ich mich? Wie versorge ich meine Kinder? Woher bekomme ich Medikamente für meine alten Eltern? Ungewissheit als Dauerzustand. Wie hält man diese existenziellen Ängste über Monate und Jahre hinweg überhaupt aus? Tatjana Tönsmeyer erzählt in einem Podcast über diese Lücke in der Geschichte:

> »Wir haben uns an meinem Lehrstuhl in Nordrhein-Westfalen mal Schulgeschichtsbücher angekuckt, da steht natürlich viel über den Krieg, aber nichts von der Besatzung. Auch wenn ich mit meinen Studierenden spreche, sind sie völlig baff über diese Wissenslücke. Sie sagen: ›Ja, über Krieg haben wir geredet, über die Schoah haben wir geredet, aber über Besatzung haben wir eigentlich nie etwas erfahren.‹ Und sie fragen völlig konsterniert zurück: ›Warum eigentlich nicht?‹ Das hat bei uns etwas mit deutschen Erfahrungen zu tun. In Polen etwa stehen die Schrecken der Besatzung in den Schulbüchern drin.«

Wer musste zur Zwangsarbeit in das Reich? Wer wurde als Nächstes verschleppt? Es konnte sein, dass die geliebte Schwester abends nicht nach Hause kam, weil sie bei einer Razzia vor dem Kino verschleppt wurde und unauffindbar verschollen blieb. Die Deutschen spielten sich als »Herrenmenschen« auf, wie es im Nazi-Jargon hieß, die anderen – die Besetzten und Eroberten – waren die »Untermenschen«. Eine fortwährende Demütigung. Zudem raubten die Deutschen alles, was sie an Essbarem finden konnten. In Frankreich wurden sie daher »Kartoffelkäfer« genannt, weil sie alles wegfraßen. In der Ukraine wurden sie als »Hyänen« bezeichnet. Tatjana Tönsmeyer würde sich einen genaueren Blick auf diese Zeit wünschen: »Es fehlt an Wissen. Es wäre eine große Chance, wenn in den Schulbüchern auch etwas über die Besatzungszeit stünde. Ich kann mir gut eine Unterrichtseinheit vorstellen, in der man mit Quellenarbeit beginnt.« Sie habe Schulaufsätze aus dem ländlichen Südfrankreich aus dem Jahre 1941 gelesen. Darin sollten die Schüler beschreiben, was sie alles schon mal gegessen hatten: Füchse, Igel, Schlangen, Frösche kommen darin vor. In manchen Dörfern waren alle Hunde verschwunden. »Wenn die Schüler selbst in den Quellen lesen, was gleichaltrige Kinder und Jugendliche gegessen haben, bekommen sie einen unmittelbaren Bezug, wie ein Leben unter Besatzung funktioniert. Über die Dimensionen des Alltags lässt sich diese Realität vermitteln«, so Tönsmeyer.

In den untersuchten Tagebüchern nahm sie vor allem eine wahnsinnige Erschöpfung wahr. Besonders in Osteuropa, wo die Männer als Arbeitskräfte fehlten, weil sie kämpfen mussten. Wer zu Hause die alltägliche Arbeit verrichten musste, das waren die Frauen, die Jugendlichen, die älteren Leute, die an Mangel litten und schlecht versorgt waren. Was prägte in Westeuropa den Alltag der Mütter, die Angst hatten, ihre Kinder nicht ernähren zu können? War dies ein Grund für einheimische Frauen, sich mit deutschen Soldaten einzulassen? Tönsmeyer bejaht: »Frauen gingen Beziehungen mit deutschen Männern ein, die man als konsensuell, also als einvernehmlich bezeichnen kann.« Viele Dinge gerieten während der Besatzungszeit ins Wanken, die Sexualmoral wurde in Mitleidenschaft gezogen. Professor Tönsmeyer weiß, dass aus Dänemark überliefert ist, dass junge Mädchen im Teenageralter Autogramme von deutschen Soldaten sammelten. Das löste natürlich Diskussionen über die »Sittlichkeit« dieser Mädchen aus. Für erwachsene Frauen konnte eine Beziehung zu einem deutschen Soldaten eine Möglichkeit sein, um Bedrohungen zu minimieren. Tatjana Tönsmeyer nennt es auch die »horizontale Kollaboration« als Strategie des Überlebens.

An den Stationierungsorten der deutschen Besatzer gab es einen großen Bedarf an Arbeitskräften, ob Köchinnen, Putzfrauen oder Küchenhilfen. Oft existierten kaum andere Möglichkeiten, um Geld zu verdienen, und diese Arbeitsstellen boten eine Chance, etwas zu essen bekommen, um jüngere Geschwister zu versorgen, die eigenen Kinder oder die alten Eltern. Wenn einheimische Frauen an den deutschen Stationierungsorten arbeiteten, lernten sie natürlich deutsche Männer kennen. Ein Verhältnis mit einem deutschen Soldaten einzugehen, der die Frau am Abend nach Hause begleitete, als Schutz vor anderen Soldaten: Das konnte zu jenen Zeiten zur Lebensversicherung werden. In der Zeit nach dem Krieg wurden diese Frauen erst öffentlich gedemütigt, dann inhaftiert. Oder hingerichtet. Bekanntestes Beispiel ist Frankreich, doch diese Menschenjagden kamen auch in Belgien, den Niederlanden und eben auch in Dänemark vor.

Von der Wut und der Kraft des Verzeihens

1993. Arne war 48 Jahre alt, als er zu einem »Cousins- und Cousinenfest« eingeladen wurde. Eine fröhliche Runde. Es lief Musik, es wurde geredet und gelacht, zum Essen gab es Frikadellen und Kartoffelsalat. Er saß neben der Adoptivtochter seiner ältesten Tante, die von ihrer Suche nach ihren leiblichen Eltern erzählte. Sie hatte sowohl ihren Vater und ihre Mutter gefunden als auch eine Menge Halbgeschwister. Arne war beeindruckt. Er meinte zu ihr, wie toll das für sie sein müsse, zu wissen, wo sie herkomme. Er wüsste auch gerne, wer sein biologischer Vater sei. Ihre Reaktion: »Verdammt! Arne, du Deutschenbalg. Wir alle wissen, dass dein Vater ein Deutscher war.« Arne lachte erst und meinte, dass er diese Behauptung nicht glauben könne. Sowas hätte ihm seine Mutter doch erzählt. Doch seine anderen Cousinen und Cousins bestätigten diese Herkunft. Sein Vater sei während der deutschen Besatzungszeit als Wehrmachtssoldat in Kopenhagen stationiert gewesen und habe dort Arnes Mutter Lilli kennengelernt.

Man kann sich ausmalen, wie solch eine Nachricht einen Menschen tief bis in die Seele hinein erschüttert. Die Cousinen wussten über seinen Vater Bescheid, nur er nicht: »Ich war überwältigt und schockiert. Weniger darüber, dass mein Vater ein deutscher Soldat gewesen sein sollte, sondern weil meine Mutter mich über so viele Jahre angelogen hatte. Diese Enthüllung änderte von einem Augenblick auf den anderen mein Leben und mein gesamtes Selbstverständnis. Ich konfrontierte meine Mutter damit, doch sie wollte erst nichts erzählen.« Was für ein Gefühl war es, die Wahrheit über seinen Vater zu erfahren, die seine Mutter ihm so lange vorenthalten hatte?

> »Angesichts der Verheimlichungen und Lügen meiner Mutter bin ich vor meiner eigenen Wut zurückgeschreckt. Schon in meiner Kindheit habe ich mich durch Wut und Gewalttätigkeit hervorgetan. Mit der Zeit lernte ich meine Gefühle besser verstehen und erkannte, dass es fruchtbarer ist, die andere Wange hinzuhalten und Humor oder Ironie einzusetzen, anstatt aggressiv zu werden. Doch die erste Zeit nach der Offenlegung des Familiengeheimnisses war ich wütend wie ein aufgebrachter, verletzter Gott.«

Zudem ärgerte sich Arne über seine Cousinen Majbrit, Annelise und Joan, die ihr Wissen nicht mit ihm teilten. Konnte er seiner Mutter Lilli das jahrzehntelange Schweigen verzeihen, frage ich ihn.

»Ja, das konnte ich. Da sie geschwiegen hat, um mich und sich selbst zu beschützen, wie sie sagte. Die Lüge hat mich in meiner Kindheit vollständig geschützt, nicht von irgendjemandem verprügelt zu werden, weil ich ein Deutscher war und damit automatisch ein Nazi und Judenhasser. Vor solchen Dingen hat sie mich freigehalten. Doch ihr Schweigen hatte zu einer Entfremdung zwischen uns beigetragen. Es gibt kein Gesetz, dass Kinder ihre Eltern lieben müssen.
In dem Barackenviertel, in dem wir wohnten, geriet ich immer wieder mit einem Jungen namens Walter aneinander. Er war ein paar Jahre älter als ich und ich hielt ihn für einen regelrechten Strolch. Nach einem Zwischenfall, bei dem Walters Mutter einen größeren Streit mit ihrer Nachbarin gehabt hatte, erzählte meine Mutter, dass diese Frau während der Besatzungszeit eine ›Feldmatratze‹ gewesen sei und Walter selbst ein ›Deutschenbalg‹ wäre. In der Schule hatte ich schon vom heroischen Widerstandskampf gegen die fiesen Nazis gehört und mein Freund und ich spielten gerne Freiheitskämpfer, aber diese Worte kannte ich nicht. Nachdem sie mir die Begriffe erläutert hatte, erklärte meine Mutter mir lachend, dass die ›Feldmatratzen‹ nach der Kapitulation zu ›Kanaldecken‹ geworden seien: Das bedeute, dass aus den ›Deutschenhuren‹ dann ›Engländerhuren‹ wurden. Auch wenn ich die Wörter nicht so genau einordnen konnte, verstand ich sofort, dass Walters Mutter zu einer niedrigeren Sorte von Frauen gehören müsste, denen meine Mutter weit überlegen war. Ergo war auch ich Walter überlegen. Erst viel später wurde mir klar, dass die Witze, über die wir lachen und die wir gern weitererzählen, doch allzu oft von uns selbst handeln.«

1993, dem Jahr der Enthüllung, wollte Arne natürlich jedes Detail über seinen Vater wissen. Doch seine Mutter schwieg vorerst.

»Mutter, wir müssen reden«

1994 fasste Lilli sich endlich ein Herz. Sie schickte einen achtseitigen Brief in ihrer speziellen Kursivschrift und teilte ihre Erinnerungen an das, was vor fast fünfzig Jahren geschehen war, mit ihrem Sohn. Sein Vater habe Karl Smelak geheißen und sei Kriegsgefangener gewesen. Also kein Deutscher. Ebenso wie Arnes Mutter arbeitete er 1945 in der Küche im besetzten Ordenshaus der dänischen Freimaurer für die deutsche Polizei. Arne nennt dieses monumentale Gebäude eine »kryptische Umgebung«. Genau dort lernten sich Karl und Lilli kennen. Sie kamen ins Gespräch, da sie am gleichen Tag Geburtstag hatten, am 14. Juni 1923. Beide waren jung, gerade mal 22 Jahre alt. Jahrzehnte später fand Arne heraus, dass sein Vater 1925 geboren wurde, also zwei Jahre jünger war als Lilli. Karl hatte sich wohl älter geschwindelt.

Lilli schrieb, wie sie in jungen Jahren bereits verheiratet gewesen war und 1943 Arnes älteren Bruder Flemming zur Welt brachte. Wie dessen Vater dem Alkohol verfiel, Lilli sich scheiden ließ und wieder bei ihrer Mutter einziehen musste, in eine enge Zwei-Zimmer-Wohnung in Kopenhagen. Im Sommer 1944 war sie 21, Mutter, geschieden, alleinerziehend, während der Besatzungszeit. Ihre Schwester Inga überredete sie zu einer einfachen Arbeit: Kartoffelschälen in der Jægersborg-Kaserne, für die Deutschen. Man sei nur in der Küche, doch man verdiene dort leicht gutes Geld. Schwester und Mutter würden sich um ihren Jungen, Flemming, kümmern. »Da ich jung und hungrig war, war es nicht allzu schwer, mich zu überzeugen. Ich würde einen teuren Preis für diese Entscheidung bezahlen«, so schrieb die Mutter.

Im November 1944 begann sie ihre Arbeit als Kartoffelschälerin in der Jægersborg-Kaserne. Die Köche, das waren die deutschen Kriegsgefangenen, die nur wegen des Bedarfs ihrer Arbeitskraft – eher aus Mangel an Arbeitskräften als aus einer Gnade heraus – noch am Leben waren. Anfang 1945 mussten alle in das riesige, mit Säulen verzierte Gebäude in Østerbro in Kopenhagen umziehen. Sie nächtigten zuerst auf Matratzen im Flur der Freimaurerloge, auch Lilli. Zwischen Töpfen und Tellern begegnete sie zum ersten Mal Karl. Ein schöner Mann mit welligem Haar. Es sei dumm gewesen, sich in ihn zu verlieben. Dennoch geschah es. »Ihr habt euch eure Eltern nicht ausgesucht«, auch diesen Satz schrieb sie. Eine universelle, immer gültige Wahrheit.

Sie erzählte, wie sehr sie in Karl verliebt gewesen sei. In der Nacht der Befreiung am 4. Mai 1945 lag sie allein in dem Zimmer, das sie vorher noch mit Karl geteilt hatte. Draußen auf den Straßen wurde überall der Dannebrog gehisst, die dänische Flagge. Die Nationalhymne ertönte, während sie schwanger und unglücklich im Bett lag, ohne zu wissen, was mit dem Mann passiert war, in den sie verliebt war. Es hieß, er sei auf der Flucht erschossen worden, so erzählte es die Mutter. Sie selbst wurde wie alle Küchenmädchen über ihre Zusammenarbeit mit den Deutschen verhört, verschleppt und auf der Insel Amager inhaftiert. Im Juli 1945 kam sie frei. Im Herbst 1945 behauptete eine ehemalige Kollegin gegenüber der Polizei, sie sei von anderen Küchenmädchen denunziert worden. Das Gericht in Kopenhagen glaubte diese Aussage und verurteilte die angeblichen Denunziantinnen zu Haftstrafen zwischen sechs Monaten und drei Jahren. Lilli wurde zu sechs Monaten Gefängnis und dem Verlust ihrer Bürgerrechte für fünf Jahre verurteilt. Sie legte Berufung ein, worauf ihre Gefängnisstrafe auf acht Monate erhöht wurde. In den Gerichtsakten konnte Arne lesen, dass am 21. November – also einen Tag, bevor sie Arne zur Welt brachte – eine hochschwangere Frau zu erklären versuchte, dass sie nur Kartoffeln geschält hatte, um zu überleben. Doch der Richter blieb hart.

Arne kam am 22. November 1945 zur Welt. Es kam zu Komplikationen während und nach der Geburt, weshalb er bis Weihnachten im Krankenhaus bleiben musste. Im Februar 1946 wurde Lilli von der dänischen Polizei abgeholt und in das Gefängnis überführt. Arne und sein älterer Bruder Flemming blieben in der Obhut der Großmutter, bis die junge Mutter im November 1946 entlassen wurde. Arne kann ihre Wut über die Verhöre und das Gefängnis auch fünfzig Jahre später bei seiner Mutter heraushören. Weil sie verliebt gewesen war und sie das Gefühl bekam, dass ihre Liebe herabgesetzt wurde.

Nachdem sie Monate im Gefängnis verbracht hatte, sei sie nicht mehr die gleiche Person gewesen. Sie empfand Demütigung, Scham und Wut. Nun trat eine große Ernsthaftigkeit in ihr Leben. Doch was wusste sie über ihren damaligen Geliebten? Nicht allzu viel.

Karl stammte aus dem Norden Jugoslawiens und war Konditor. An einer Hand fehlte ihm ein Finger, den hatte er sich selbst weggeschossen, um dem Dienst an der Front zu entgehen. Sein Vater und ein Onkel hatten ihm vor seiner Einberufung 1943 geraten, etwas zu unternehmen, um nicht an der Ostfront zu landen. Vermutlich war es ein Finger der Rechten, damit hätte er keine Waffe bedienen können, wurde also untauglich für die deutsche Wehrmacht. Solche »Saboteure« konnten für ihre

Verweigerung deportiert oder hingerichtet werden. Karl durfte wählen, ob er erschossen oder Zwangsarbeiter werden wollte. Damit hatte er Glück. So wurde er als Kriegsgefangener nach Dänemark geschickt.

Nach der Kapitulation der Deutschen am 4. Mai 1945 wurde die Freimaurerloge im Stadtteil Østerbro von der dänischen Widerstandsgruppe BOPA, den »Bürgerlichen Partisanen«, umstellt und gestürmt. Karl verschwand spurlos.

Nachdem er den Brief seiner Mutter gelesen hatte, ahnte Arne noch nicht, dass sein fehlender Vater ihn die nächsten Jahre und Jahrzehnte beschäftigen würde. Doch hier kommen wir wieder zu der Frage, die Arne mir ganz zu Beginn unserer Bekanntschaft gestellt hatte: Welche Macht haben die Toten über die Lebenden? Während meiner Recherche finde ich ein passendes Zitat der französischen Psychoanalytiker Maria Torok und Nicolas Abraham: »Nicht die Toten verfolgen uns, sondern die Lücken, die die Geheimnisse anderer in uns hinterlassen haben«. Sie weisen damit auf die transgenerationalen Leerstellen und Geheimnisse hin, die uns eben auch prägen, indem sie uns voller unbeantworteter Fragen zurücklassen. Auch auf die Erfahrungen, die wir durch einen fehlenden Elternteil eben nicht machen durften: eine vertraute Stimme, ein bestimmter Geruch, Mimik und Gestik des Menschen, der uns am meisten ähnelt. Ganz zu schweigen von den nicht existenten Erinnerungen oder gemeinsamen Erlebnissen. Stattdessen müssen wir uns ein Bild des fehlenden Familienmitgliedes selbst erschaffen, auf welche Weise auch immer.

Vom Recht des Kindes, seine Eltern zu kennen

> »Die Entwurzelung ist bei Weitem die gefährlichste Krankheit der menschlichen Gesellschaft. Wer entwurzelt ist, entwurzelt. Wer verwurzelt ist, entwurzelt nicht. Die Verwurzelung ist vielleicht das wichtigste und meistverkannte Bedürfnis der menschlichen Seele.«
> Simone Weil, französische Philosophin, 1909–1943

Ebenso wie die anderen »unerwünschten« Kinder in diesem Buch begab sich Arne in seinen mittleren Lebensjahren auf die Suche nach dem Vater. Im Podcast über Arne und seine zeitintensive Nachforschung, er war inzwischen selbst Vater von vier Kindern, nennt seine Schwiegertochter Anne Pilegaard Petersen dieses Kapitel »Arnes Krieg«. Nun hat er einen Namen, kennt einige Details und besitzt neue Informationen. Dies alles kann er nicht auf sich beruhen lassen. Im Gespräch erzählt er mir, dass er sich »nahezu manisch« in die Suche gestürzt habe, sie sei zur Obsession geworden. Auch, weil er auf so viele scheinbar unüberwindbare Hindernisse stieß: »Ich wandte mich direkt an die dänischen Behörden, die aber jede Akteneinsicht ohne Umschweife ablehnten. Sie verwiesen auf die sogenannte Achtzig-Jahre-Regel, nach der Vaterschaftsangelegenheiten erst nach achtzig bis hundert Jahren zugänglich werden.« Das war wieder so ein Moment, in dem es mir die Luft verschlug. Wie bitte? Achtzig bis hundert Jahre? Dieses Alter muss ein Nachkomme überhaupt erreichen und ziemlich sicher ist der Vater nach dieser Zeitspanne schon jahrzehntelang verstorben. Wem soll diese Regel also nutzen? Vielleicht den Enkeln, aber nicht den leiblichen Kindern, die sich nach einem realen Bild des fehlenden, vermissten Elternteils sehnen, möglichst noch zu dessen Lebzeiten. Doch Arnes Weg begann erst:

»Ich wandte mich daher an das Zivilrechtsdirektorat, die Abteilung im Justizministerium, welche die deutsch-dänischen Vaterschaftsangelegenheiten während und nach der Besatzungszeit bearbeitet hatte. Ohne allzu sehr in Details gehen zu wollen, beschränke ich mich darauf, dass die betreffende Beamtin mir ins Gesicht log. Sie behauptete, eine solche Angelegenheit würde sich in meinem Fall nicht finden. Bei einer weiteren Anfrage im folgenden Jahr entwickelte sich das Telefonat dramatischer, indem sie das Gespräch damit beendete, mir zu sagen, dass sie, falls in meinem Fall eine solche Vaterschaftsangelegenheit vorliegen würde, dafür sorgen würde, dass ich keinen Zugang zu einer solchen Akte bekäme. Ich nahm auch Kontakt zu mehreren Historikern, Juristen und Journalisten auf.«

Arne kam nun richtig in Fahrt. 1996 gründet er den Kriegskinderverein Danske Krigsbørn Forening (DKBF). Im ersten Jahr hatte der Verein sieben Mitglieder, 1998 mehr als hundert. Arne nahm Kontakt mit dem gut aufgestellten norwegischen Kriegskinderverband und mit der dänischen Historikerin Anette Warring auf, die zu diesem Thema forschte und veröffentlichte. Er lernte die Schauspielerin und Autorin Lotte Tarp kennen – in Deutschland eventuell noch bekannt aus der TV-Serie *Die Olsenbande* – sie war ebenfalls ein Kriegskind. Er half den vielen dänischen vaterlosen Kindern bei der Suche nach ihrer Abstammung und diese Arbeit half ihm auch in Krisensituationen:

»Durch die Begegnungen erfuhr ich immer mehr über die verheimlichten und tabuisierten deutschen Vaterschaften und die tausendfachen Mesalliancen in großen Teilen des von Deutschen besetzten Europa. Um auf unseren kleinen Verein aufmerksam zu

> machen, schrieb ich einen Artikel im Feuilleton der Zeitung Jyllands-Posten. Der Erfolg zeigte sich schnell. Noch am Tag des Erscheinens meldete sich der pensionierte Richter Jørgen W. Levinsen bei mir und erklärte mir kurz und knapp, dass die Behörden, wenn sie mir Akteneinsicht verwehrten, gegen besseres Wissen gehandelt hätten, denn das dänische Rechtspflegegesetz definierte Mutter und Kind klar als ›Parteien‹ in einer Vaterschaftssache. Als Partei habe man ein Recht auf Akteneinsicht, als Kind zumindest ab der Volljährigkeit. Levinsen lieh mir seine Ausgabe vom Familienrecht von 1936, ich nahm mir dazu die ›Kindergesetze‹ von 1937 vor. Da die Archivbehörden und das Justizministerium mir die Akteneinsicht mit dem Hinweis auf andere gesetzliche Regelungen weiterhin verwehrten, bewegte ich andere Kriegskinder dazu, über die dänischen Amtsgerichte in Aktion zu treten. Zum Beispiel wandte sich eine Frau in Slagelse unter Verweis auf das Rechtspflegegesetz mit der Forderung nach Akteneinsicht in ihrer Vaterschaftssache an den lokalen Amtsrichter. Kurz darauf konnte sie alle Akten im Richterzimmer einsehen und erhielt obendrein gratis eine vollständige Kopie«.[39]

Solche Erlebnisse machten Mut bei der Recherche nach der eigenen Identität und bei dem Engagement, anderen Menschen mit unbekanntem Vater zu helfen. Die Mitglieder seines Vereins erwirkten durch Veröffentlichungen in Zeitungen und massenhafte Schreiben an die Behörden, dass Ausnahmeregelungen bei der Sperrfrist in dänischen Archiven ermöglicht wurden, wodurch viele Suchende erstmals den Namen ihres Vaters erfahren konnten. 1999 dann der Sieg: Die dänischen Behörden änderten ihre Praxis. Alle Kriegskinder, die nach ihrem Vater suchten, konnten auf einmal Akteneinsicht nehmen. Für diesen Triumph bekam Arne Øland im Oktober 2019 das Verdienstkreuz der Bundesrepublik Deutschland verliehen. Überreicht von Detlev Rünger, dem damaligen deutschen Botschafter, der in seiner Rede die Verdienste von Arne und seinem Verein DKBF betonte, die sich seit mehr als 25 Jahren einsetzten, um »den Kriegskindern in Dänemark zu helfen, ihre Herkunft zu klären und ihnen eine Stimme zu geben.« Für Tausende von ihnen bedeutete die erfolgreiche Arbeit des Vereins einen späten Wendepunkt in ihrem Leben. Der Botschafter fuhr fort:

> »Aufgewachsen im Schatten einer Stigmatisierung und Diskriminierung ihrer selbst und ihrer Mütter oder in Unkenntnis ihrer eigenen Herkunft, gab es mit dem DKBF erstmals eine Organisation, die beim Erforschen der eigenen Geschichte tatkräftige Unterstützung leistete. Viele ›Kriegskinder‹ konnten so Frieden schließen mit ihrer eigenen Abstammung. Der Wert der Arbeit des DKBF für diese Menschen kann kaum überbewertet werden. (...) Ohne den unermüdlichen ehrenamtlichen Einsatz Arne Ølands wäre diese Form der Vergangenheitsbewältigung nicht so und vor allem nicht so erfolgreich verlaufen.«

Arnes Worte darauf in seiner Dankesrede:

> »Sowohl Eltern als auch Nationalstaaten sorgen dafür, die wahre Herkunft der Kriegskinder, Spenderkinder und Adoptivkinder zu verschleiern und zu verbergen, vielleicht sogar indem sie darüber lügen. Sie machen uns zu einer Art Findelkinder. Ein Kind kann seine Mutter und seinen Vater nur lieben und ehren unter der Voraussetzung, dass es sie kennt – oder zumindest über sie Bescheid weiß, egal ob es sich um ein leibliches, ein adoptiertes oder ein durch künstliche, anonyme Befruchtung entstandenes Kind handelt. Das Recht des Kindes, seine Mutter und seinen Vater zu kennen – oder zumindest über sie Bescheid zu wissen – sollte respektiert werden.«[40]

Zurück in die 1990er-Jahre, als Arne verzweifelt nach Wegen suchte, um Auskunft über seinen Vater zu bekommen: Aus den »Kindergesetzen« von 1937 wusste Arne, dass die Behörden dazu verpflichtet waren, bei jedem Kind, das unehelich geboren wurde, den Vater zu ermitteln und zu verhören. Zur Besatzungszeit war dies bei deutschen Soldaten wegen ihrer »Exterritorialität« in der Beamtensprache schlicht nicht möglich. Dem dänischen Justizministerium gelang es dennoch, in Zusammenarbeit mit der Wehrmacht, Entscheidungen in etwa 3000 Vaterschaftsangelegenheiten zu treffen. Bis zu 4000 weitere Fälle wurden in den Jahren nach der Kapitulation von deutschen Amtsgerichten bearbeitet. Die Zahl der dänischen Kinder des Krieges wird insgesamt auf 12 000 geschätzt. Das Justizministerium in Dänemark verschickte jedoch keine Vorladungen an die Adressen der Väter in Deutschland und nur in seltenen Fällen landeten die Aufforderungen über Unterhaltszahlungen dort. Die Mehrheit der Frauen scheute diesen Schritt aus Scham und Angst, sonst wären sie Schikanen und Repressalien ausgesetzt gewesen. Der einfachste Ausweg schien zu sein, schnell einen dänischen Mann zu heiraten, dessen Namen anzunehmen, dem unehelichen Kind den gleichen Nachnamen eintragen zu lassen und so die Herkunft des Kindes zu verschleiern.

Es sollen etwa 50 000 dänische Frauen gewesen sein, die Beziehungen zu deutschen Soldaten eingingen. Als Arne die anderen Geschichten hörte, begann er, seine Mutter und seine eigene Kindheit in einem anderen Licht zu sehen. Damals beließ man es von staatlicher Seite in den meisten Fällen dabei, die Namen der Väter – sowie die der Mütter – in Annoncen im Staatsanzeiger *Statstidende* zu veröffentlichen. Im Fall von Arnes Vater klang das so:

»Vorgeladen wird mit dieser Annonce der deutsche POW (Prisoner of War) Carl Chmelak – geboren am 14. Juni 1923 in Jugoslawien – von dem mitgeteilt wird, dass er Anfang Mai 1945 in der Jægersborg Kaserne gestorben sei. Er muss als Beklagter in Københavns Byret 11. Afdeling, Domhuset, Nytorv, Donnerstag, 20. Dezember 1945 um 10 Uhr im Vaterschaftsfall Nr. F. 1621/1945 erscheinen. Der Beklagte wird gemäß Gesetz Nr. 131 vom 7. Mai 1937 grundsätzlich als Vater angesehen von einem Kind der Klägerin Lilli Inger Martha Vangborg – geborene Hansen, wohnhaft Studsgaardsgade 1 C st.tv. – das sie im November 1945 auf die Welt bringen will, und wird gegebenenfalls für die Klägerin und das Kind als beitragspflichtig angesehen. Die Klage beruht darauf, dass der Beklagte während der Zeit der Konzeption Geschlechtsverkehr mit der Klägerin hatte. Die Widerspruchsfrist ist 4 Wochen. Bezirksgericht Kopenhagen, Abteilung 11, den 15. November 1945.«

Es mag kurios wirken, dass ein vermeintlich im Mai 1945 Verstorbener im Dezember des gleichen Jahres bei einem Gericht erscheinen soll. Typisch Behörde, könnte der erste Gedanke sein. Doch den Hinterbliebenen und den Suchenden hilft jedes Datum, jeder Ort, jeder kleine Anhaltspunkt, so bizarr er in der Rückschau auch anmutet. Immerhin wurden Vater und Mutter registriert, auch die Ankunft eines Kindes verkündet. Offiziell. Schwarz auf weiß. Manchmal braucht es diese amtliche Selbstvergewisserung.

Wie ging die Suche für Arne weiter? Er richtete unzählige Anfragen an alle erdenklichen Institutionen in ganz Europa, hielt über hundert Vorträge und Seminare, vernetzte sich mit Historikern und Wissenschaftlern. In Norwegen lernte er bei einem Seminar des norwegischen Krigsbarnforbundet, dem Kriegskinderverband Lebensborn, Ute Baur-Timmerbrink kennen, die selbst Besatzungskind war und darüber Bücher geschrieben hatte. Zudem arbeitete sie für den Verein GI Trace, der Kindern von US-amerikanischen Vätern bei der Suche nach ihrer Herkunft hilft. Sie gab Arne den Tipp, sich an den Kirchlichen Suchdienst zu richten, der sei besonders erfolgreich. Er hatte wenig Hoffnung. Nach zwanzig Jahren erfolgloser Suche war er müde geworden. Dennoch sendete er eine Anfrage.

Er hatte Glück und erfuhr: In Donji Miholjac, einer kleinen Ortschaft im heutigen Kroatien, habe es in den 1930er- und 1940er-Jahren eine Konditorei mit dem Namen »Chmelak« gegeben. Aus dieser Stadt stammte ein junger Mann, Karl Tschmelak, der in der Nachkriegszeit in Deutschland gewohnt habe und der möglicherweise später nach Kanada ausgewandert sei. Mit diesen neuen Informationen und der anderen Schreibweise wandte sich Arne erneut an die Deutsche Dienststelle für die Benachrichtigung der nächsten Angehörigen von Gefallenen der ehemaligen deutschen Wehrmacht, kurz Deutsche Dienststelle (WASt). Kurz darauf folgte die Antwort:

> »Tschmelak, Karl, geb. 14.06.1925 in Donji Miholjac / Kroatien ist hier einmal als Angehöriger der Einheit 1. Batterie Polizei Regiment 20 mit seinen Aufenthalten im Reserve Lazarett Sudauen und Reserve Lazarett Gottleuba vom 12.11.1943–29.02.1944 erfasst. Eine Vermisst- oder Todesmeldung liegt nicht vor. Über den Verbleib ist nichts bekannt. Ich bedaure, Ihnen nicht weiter helfen zu können.«

Mit diesen Informationen wandte sich Arne an die Arolsen Archives. Hier werden die Dokumente, Fotos und Daten von über 17,5 Millionen Menschen gesammelt. Das Archiv ist die größte Sammlung zu den Opfern und Überlebenden des Nationalsozialismus und gehört zum UNESCO Weltdokumentenerbe.

Auch hier folgte schnell eine Antwort, mit Karteikarten und Originaldokumenten von deutschen und englischen Behörden. Aus den Unterlagen ging hervor, dass Arnes Vater Zwangsarbeiter war und als solcher einem Polizeiregiment unterstand. Aber er war Zivilist und hatte weder eine deutsche Uniform noch die Armtätowierung, die für SS-Angehörige mit seiner Blutgruppe erforderlich gewesen wäre. Arne fahndete weiter und wurde auf Facebook fündig. Mit der Schreibweise Čmelák stieß er auf mehrere Personen rund um Karlsruhe, alle stammten aus Kroatien. Er fand den Halbbruder seines Vaters, mailte mit dessen beiden Söhnen. Arne erfuhr von ihnen, dass sein Vater im Jahr 1943 kurz nach seinem 18. Geburtstag eingezogen wurde. Vorher schoss er sich den Finger weg und wurde daher zum Küchendienst beordert. Arne bekam ein Foto seines Vaters zugeschickt, das ihn zusammen mit seiner Schwester und dem Halbbruder zeigte. »Ich musste 68 Jahre alt werden, um ein Foto von meinem biologischen Vater zu sehen«, bedauert er.

Sein Vater Karl wurde »Drago« genannt, was so viel wie »Liebling« bedeutet. Drago heiratete Irena, eine ehemalige polnische Zwangsarbeiterin, die im Alter von 14 Jahren nach Deutschland verschleppt worden war. Sie hatte bereits eine Tochter, die Drago 1948 adoptierte. 1950 bekamen sie eine gemeinsame Tochter, Ivka, 1951 eine weitere Tochter, die jedoch kurz nach der Geburt verstarb. 1956 wanderte die Familie nach Kanada aus. Karl starb im Jahr 1998 in Winnipeg.

Arne hatte 1993 erfahren, dass sein Vater ein Besatzungssoldat war. Theoretisch hätten beide sich zu Karls Lebzeiten kennenlernen können, wenn nicht die dänischen Archive zu dieser Zeit noch jede Auskunft verweigert hätten.

Doch nun tauchte auf einmal Verwandtschaft in Kroatien in der Biografie auf. Mit seinem jüngsten Sohn Malthe besuchte

Arne die kroatische Familie und fuhr danach mehrfach hin. Jedes Mal wurde er herzlich empfangen. Umgekehrt kamen die kroatischen Verwandten zu ihm in das dänische Hillerød zu Besuch. Sein Bruder Mathias besuchte zusammen mit seiner Freundin Flora im Sommer 2024 Arnes Cousine Silva auf der Insel Krk.

Arne erfuhr in Kroatien unter anderem, das sein 1901 geborener Großvater Franjo beim »Massaker von Bleiburg« im Frühjahr 1945 verschwand. Es handelt sich um das größte Gewaltverbrechen in Europa nach dem Ende des Zweiten Weltkriegs. Am 6. Mai 1945 gab Ante Pavelić, Führer des »Unabhängigen Staates Kroatien« (Nezavisna Država Hrvatska, NDH), eines von Hitler und Mussolini geduldeten Vasallenstaats, seinen Truppen den Befehl, sich aus der Hauptstadt Zagreb zurückzuziehen. Angehörige der faschistischen Ustascha, weitere Nazi-Kollaborateure aus Kroatien und Slowenien, Kosaken sowie Angehörige serbischer und montenegrinischer Tschetnik-Truppen schlossen sich an. Eine kilometerlange Kolonne zog Richtung Kärnten. Einfache Soldaten, Befehlshaber, Zivilisten, Familienangehörige. In Kärnten schickten die Briten die Kolonne zurück Richtung Jugoslawien, wo sie auf die kriegsverbündeten Partisanen traf. Es ist von einem regelrechten »Blutrausch« die Rede: In tagelangen »Todesmärschen«, die in Kroatien »Kreuzweg« genannt werden, kamen 50 000 bis 70 000 Personen ums Leben.

Bis in seine Vierziger hinein hatte Arne Øland geglaubt, dass seine Familie nichts mit dem Krieg zu tun gehabt habe. Mit der Zeit stellte sich heraus, wie groß dieser Irrtum war. Seine Mutter und sein Vater hatten für die Deutschen gearbeitet, ebenso wie der erste Mann seiner Mutter in Norwegen. Sein ungeliebter Stiefvater, der zweite Ehemann seiner Mutter, hatte in Hamburg und Lübeck für die Deutschen gearbeitet. Dessen Vater gehörte der Polizei des Nazi-Regimes an, der Vater seiner Großcousins hatte in der SS gedient. Arnes Großvater starb in einem Massaker. Seine Vorfahren waren geprägt von Kriegsgeschehnissen – was für ein Erbe.

Wege zur Heilung

ÜBER TRANSGENERATIONALE WEITERGABE

In jenen Tagen sagt man nicht mehr: »Die Väter haben saure Trauben gegessen und den Söhnen werden die Zähne stumpf.« Jeremia 31:29

In unserem langen Austausch stelle ich Arne folgende Frage: »Glaubst du, dass deine vier Kinder durch deine Geschichte beeinflusst wurden?« Er antwortet: »Ja. Obwohl meine beiden ältesten Kinder nicht mehr wussten, als dass ich ›töricht‹ sei. Ich nenne es Traumabewältigung.«

Mir fällt auf, dass Arne genau dieses Wort benutzt: Trauma. Er weiß aus seiner eigenen Forschung heraus, wie prägend die frühe Mutter-Kind-Bindung lebenslang wirkt. Seine Mutter saß aber acht Monate im Gefängnis, als er ein Säugling war. Arne geht gedanklich sogar noch weiter zurück zu den Stresserlebnissen seine Mutter während der Schwangerschaft. Lilli hatte mehrfach versucht, ihre Schwangerschaft abzubrechen. Sie musste demütigende Verhöre ertragen, auch als Hochschwangere. Ab dem dritten Monat der Schwangerschaft zeigt ein Ungeborenes Reaktionen auf äußere Reize. Ab dem fünften Monat kann es Geräusche, Stimmen, Musik und Sprache bewusst wahrnehmen. Was geschieht aber mit einem Baby im Bauch, wenn es Gebrüll mitbekommt oder das Weinen der Mutter?

Muss das entstehende Leben nicht die Welt als einen grässlichen Ort erspüren, vor dem man sich fürchten muss? Abgesehen von der Flut an Stresshormonen der Mutter in schwierigen oder gar existenziellen Situationen, die das Ungeborene als Zugabe erhält. All diese vorgeburtlichen Erfahrungen prägen die Entwicklung eines Menschen.

Neben den Genen, die das Baby von den Eltern erhält, entwickelt sich nach der Geburt die Psyche durch die Interaktion mit den Eltern. Der britische Kinderarzt und Psychoanalytiker Donald Winnicott, einer der wichtigsten Pioniere der Kinderpsychiatrie, beschrieb als eine der wichtigsten Funktionen einer Mutter das »emotionale Halten« ihres Kindes. Er sah einen Zusammenhang zwischen der bloßen Funktion und der emotionalen Bedeutung des physischen Haltens eines Babys. Das »Gehaltenwerden«, körperlich spürbar durch die beständig umfangenden Arme und die greifbare Präsenz der Eltern, ermöglichen es dem Baby, sich sicher und geborgen zu fühlen. Vater und Mutter halten das Baby auch in Gedanken, ständig bereit, dessen Emotionen zu erkennen, zu denen es die entsprechenden Signale aussendet. Wenn sich ein Baby physisch und psychisch geborgen fühlt, empfindet es die Welt als sicher. Als einen Ort, an dem es sich auf seine Eltern verlassen kann, darauf vertraut, dass die eigenen Bedürfnisse, körperlich wie seelisch, gestillt werden. Bleibt dieses emotionale Halten aus, wendet sich das Baby in der Regel anderen nicht mehr zu, sondern zieht sich in sein Inneres zurück.

Winnicotts Sendungen in der BBC, in denen er in den Jahren von 1943 bis 1962 fachkundig und einfühlsam Mütter beriet, hatten Kultstatus. Online sind sie über die Website der BBC heute noch abrufbar.[41] Er fand unter anderem heraus, dass schon Babys und Kleinkinder sehr wohl mitbekommen, welches Verhalten erwünscht oder unerwünscht ist. Sind die Forderungen zu stark, hören sie auf, ihren inneren Impulsen zu folgen. Sie spüren, dass dies unerwünscht ist – und bauen im Laufe ihrer Entwicklung immer mehr ein falsches Selbst auf. Laut Winnicott entstehen frühe Stadien des falschen Selbst schon im Säuglings-Alter. Vor allem, wenn es der Mutter nicht gelingt, die Bedürfnisse ihrer Kinder zu erkennen und zu erspüren, entstehen frühe Formen der Anpassungs-Bereitschaft, die häufig in der weiteren Entwicklung noch verstärkt werden. Gleichzeitig prägte Winnicott auch den Begriff der »good enough mother«. Demnach müsse eine Mutter nicht perfekt sein, »hinreichend gut« reiche bereits aus. Diese hinreichend gute Mutter sei in der Lage, auf die Bedürfnisse des Babys einzugehen. Zumindest so weit, dass sich das Baby nie komplett verlassen fühlt.[42]

Neben der direkten Weitergabe von Haltungen, Handlungen und Werten der Eltern geschieht auch eine unbewusste Übertragung, eine Transmission. So glaubt Arne, dass sich die Scham seiner Mutter auf ihn übertragen habe. Über seine eigenen Kinder sagt er:

> »Sie nahmen wahr, dass ich wundersam war, mit einem sehr mathematischen Denken. Traumata können wandern. Kinder verstehen das, wenn sie erwachsen werden. Wir geben unbewusst und ungewollt unsere Geschichten an die nächste Generation weiter. Wahrscheinlich habe ich meinen Kindern nachdrücklich bewiesen, dass etwas in mir steckt, etwas sehr Seltsames.«

Arne hat einen Sohn und eine Tochter aus einer früheren Ehe. Seine beiden jüngeren Söhne wuchsen mit ihren Eltern in Grönland und Dänemark auf. Seine Suche war für die Familie nicht einfach, sagt Arne:

»Der Podcast meiner Schwiegertochter zeigt, dass ich zu Hause oft geistig abwesend war, weil ich zu sehr damit beschäftigt war, für meinen dänischen Kriegskinderverband zu arbeiten und den Mitgliedern zu helfen, an Behörden im In- und Ausland zu schreiben. Die Kritik meiner Ex-Frau Anne-Mette und unserer beiden Söhne ist mir durchaus bewusst. Glücklicherweise kommen wir gut miteinander aus. Natürlich hat mein Hintergrund meine beiden jüngeren Kinder beeinflusst. Mein jüngster Sohn wurde 1988 geboren. Er ist auch eine Kriegswaise.«

Dass die Herkunft und die Geschichte von Arne bis in die dritte Generation – oder länger – hineinreicht, davon zeugen schon die ersten Sätze aus dem Podcast *Besættelsen* von Anne:

»Als mein Freund Malthe und ich zum ersten Mal den Herzschlag unseres zukünftigen Kindes hören, mit diesem Rhythmus, wird plötzlich alles sehr real. Ich höre, dass wir nun eine Familie werden. Mein Freund ist nun nicht nur mein Freund. Ich liege ganz normal auf der Pritsche bei unserer Hebamme. Seine Hand liegt auf meinem Bauch. Es ist, als würden unsere Familiengeschichten ineinander übergehen, seine Geschichte wird zu meiner und umgekehrt. In diesem Moment beschließe ich, dass ich – wenn dieses kleine Leben herauskommt – diese Geschichte, die du gerade hörst, zu Ende erzählen muss. Es ist die Geschichte über Malthe, seinen Vater Arne und seine Großmutter Lilli, die auch Teil der Geschichte unseres zukünftigen Kindes werden wird. Tatsächlich zeichne ich seit 2017 unsere Gespräche auf und habe stundenlange Aufnahmen mit Arne hier. Fuck off. Für diese schmerzhaften Erinnerungen! Sie reichen weiter über Generationen. Ich selbst habe nichts Falsches getan. Es geht darum, dass Arne hier sitzt, mit all seinen Goldmedaillen, Fotos, handgeschriebenen Briefen und offiziellen Dokumenten. All diese Dinge erzählen eine wilde

Familiengeschichte über Liebe, Krieg und Lügen. Ich habe dieses Bild für Malthe ausgemalt. So nannten wir es. Die Geschichte begann lange, bevor ich die Bildfläche betrat. Es geht um diese Besessenheit in Bezug auf das Suchen und Finden. Eine Obsession, die mit der Frage verbunden ist, wie gut wir unsere Eltern tatsächlich kennen. Ohne etwas über ihren Hintergrund zu wissen und was alles vor unserer Geburt geschehen ist. Was ist ihnen widerfahren?«

Neben Arne und Anne kommen auch Malthe und seine Mutter Anne-Mette zu Wort. Malthe erzählt:

»Bei so viel Vorgeschichte muss vielleicht ein Mythos abgebaut werden. Doch wo genau befindet sich unser Zugang zur Aufarbeitung? Meine Großmutter war ungewollt schwanger und das ist neben vielen anderen Dingen die Ursache, warum ich heute hier sitze. Es geht um das Sein, um die Scham, all diese Geheimnisse und die Lügen. Sowas reicht über mehrere Generationen. Nun werde ich selbst Vater. Seltsam genug.«

Bei transgenerationalen Traumata geht es darum, dass ein Familienmitglied aus der ersten oder zweiten Generation vor uns etwas Einschneidendes erleben musste. Den Verlust der eigenen Stabilität. Ihnen wurde binnen Sekunden und Minuten der Boden ihrer Existenz unter den Füßen weggezogen. Bleiben diese Belastungserfahrungen unverarbeitet, können diese an die nächste Generation weitergeben werden. Wir bekommen ab, was die vorhergehende Generation nicht verarbeiten konnte. Ohne zu wissen, woher die eigenen seltsamen Verhaltensweisen oder Ängste stammen.

Michaela Huber, Psychologische Psychotherapeutin und Trauma-Expertin, sagt dazu: »Ein transgenerationales Trauma ist ein Trauma, das von Generation zu Generation weitergegeben wird, von den Eltern zu den Kindern zu den Kindeskindern. Es wird quasi vererbt. Wobei der Begriff nicht ganz stimmt. Denn Vererbung impliziert, dass das Ursprungstrauma und das der nachfolgenden Generationen dasselbe ist, dass es sich genau gleich anfühlt.« Dem ist nicht so. Vererbte Traumata können sich auf ganz verschiedene Arten äußern. Malthe beschreibt im Podcast:

> »Das sind meine Freundin und ich. Es ist Abend am 4. Mai 2020. 75 Jahre Kriegsende. Wir sind dabei, Kerzen in den Fenstern anzuzünden in unserer Wohnung in Østerbro in Kopenhagen. Ich öffne die Fenster zur Straße. Wir können sehen, dass in den Wohnungen gegenüber von uns andere Familien genau das Gleiche tun. Doch in unserem Wohnzimmer herrscht eine etwas besondere Atmosphäre, das spüren wir beide. Der Abend vor 75 Jahren wurde nicht von denselben Menschen wie heute erlebt. Nicht für jeden ist das ein großes fröhliches Volksfest.«

Anne versucht mit Hilfe des Podcasts, einen besseren Zugang zu Arnes Besessenheit zu bekommen, die sie selbst oft an ihre Grenzen brachte: »Je mehr er in der Vergangenheit herumwühlte, desto mehr wühlte Arne auch in den alten Wunden seiner Mutter. Manchmal möchte ich keine Fragen mehr stellen.« Sie tut es trotzdem. Malthe war fünf Jahre alt, als Arne von seinem deutschen Vater Karl erfährt. Diese Information verändert nicht nur Arnes Leben, sondern auch Malthe erlebt als Kind diesen Einschnitt aus seiner Perspektive. Er erzählt, dass die Familie in einem relativ großen Haus aus Klinkersteinen lebte. Im Erdgeschoss befanden sich die Küche, das Wohnzimmer und das Spielzimmer von ihm und seinem Bruder:

»Darin konnten wir herumtoben und spielen, während unsere Eltern nebenan kochten und uns nebenbei im Auge behalten konnten. Als die Suche nach Karl begann, wurde unser Spielzimmer in ein Büro für Arne umgewandelt. Wir sollten nun in ein anderes Zimmer im Obergeschoss. Das sah eher aus wie eine alte Schreibstube, doch mein Vater wollte das große Zimmer von uns haben. Er war schon immer ein Mann, der fünf Bücher auf einmal liest. Er las und liest immer sehr viel zu vielen verschiedenen Themen. Sein Schreibtisch füllte sich damals mit immer mehr Literatur über den Zweiten Weltkrieg und aus dem Zweiten Weltkrieg. Es war ein sehr großer Schreibtisch, doch das nutzte nichts. Er quoll über. Alles musste – verdammt noch mal – archiviert werden, Zeitungsartikel, Dokumente aus den Archiven, einfach alles, was über diese Zeit geschrieben wurde. All diese schriftlichen Zeugnisse dieser üblen Vergangenheit: Arne musste alles sammeln und verarbeiten.«

Diese junge Familie aus Kopenhagen arbeitet im Podcast auf kreative Weise ein familiäres Trauma auf, damit ihr Sohn Ivan keine Last mehr tragen muss. Etwa durch erdrückendes Schweigen, durch Tabu-Themen, die nicht angesprochen werden dürfen. Durch eigenartige Verhaltensweisen der Erwachsenen, die ein Kind stark wahrnimmt, aber nicht einordnen kann.

Anne hat die Beziehung zwischen ihrem Mann Malthe und seinem Vater Arne und dessen Beziehung zur Großmutter Lilli nicht nur aufgezeichnet, sondern auch eingeordnet. Ihr Sohn bekommt damit die Chance, seine Wurzeln zu kennen. Sein Leben ohne allzu viele offene Fragen mit ausreichend Vorwissen zu gestalten. So kann er später selbst entscheiden, welche Dinge ihm wichtig erscheinen, welche dieser Geschichten er als prägend wahrnimmt. Und Malthe? Er kann seine neue Vaterrolle mit dem Wissen um seine Großeltern und seine eigene Vorgeschichte ausfüllen.

Während meines Austauschs mit Arne plant er seinen Umzug. Von Hillerød, etwa 40 Minuten mit der S-Bahn entfernt oberhalb von Kopenhagen gelegen, zurück in die Hauptstadt, in den Stadtteil Østerbro. Genau das Viertel, in dem er aufgewachsen ist. Vorher wohnte er in einem großen Haus mit Garten. Nun lebt er in einer Wohnung mit Balkon. Sein Motiv für diesen späten Umzug: Er möchte mehr Zeit mit seinem Enkel Ivan verbringen, natürlich auch mit seinem Sohn Malthe und dessen Ehefrau Anne. Auf Facebook kann ich nachlesen, dass sich sein Leben in Dänemarks Hauptstadt heute so anfühlt, als sei er nie weggewesen. Als habe sich ein Kreis geschlossen.

Wie können wir feststellen, ob ein transgenerationales Trauma vorliegt? Ich frage die Professorin Heide Glaesmer, Psychologin und Psychotherapeutin, die 2024 als Mitherausgeberin und Autorin das *Handbuch der Psychotraumatologie* veröffentlicht hat.[43]

> »Wichtig zu wissen ist: ein Trauma ist ein Ereignis. Dieses Ereignis liegt immer in der Erlebnisgeneration. Wenn überhaupt etwas weitergegeben wird, dann wird nicht das Trauma als solches weitergegeben, sondern mögliche Folgen eines Traumas. Das wird wissenschaftlich durchaus kritisch diskutiert. Mit absoluter Sicherheit können wir transgenerationale Traumata-Weitergabe nicht feststellen. Man kann nie mit Sicherheit behaupten, dass eine heutige Depression darin wurzelt, weil die Großmutter oder die Mutter eine Ausbombung erlebt hatten. In der Psychotherapie können wir solch eine Annahme als Arbeitshypothese nehmen. Trotzdem bin ich natürlich der Meinung, dass wir von den Menschen, mit denen wir aufwachsen, geprägt werden. Wenn jemand schlimme Traumatisierungen erlebt hat, vielleicht selbst an einer psychischen Erkrankung leidet, hat das natürlich Auswirkungen darauf, wie emotional verfügbar man für die eigenen Kinder sein kann. Doch dies

trifft auch auf Menschen zu, die ›nur‹ eine psychische Erkrankung aufweisen, die jedoch nichts mit einem Trauma zu tun hat. Auch in diesen Fällen steigt die Wahrscheinlichkeit – falls Kinder mit diesen Eltern aufwachsen –, dass sie selbst psychisch erkranken. Dies muss keinesfalls traumaspezifisch geschehen. In jedem Fall existieren natürlich Lebensthemen. Etwa Verhaltensmuster, die sich übertragen können in die nächste Generation. In diesem Fall würden wir aus therapeutischer Sicht versuchen, diese Verhaltensmuster zu erkennen und dann zu schauen: woher kommt diese Reaktion; worin wurzelt dieses Verhalten denn? Mit der Einschränkung, dass es bei allen psychischen Erkrankungen in der Regel so verläuft, dass man nie mit Sicherheit sagen kann: diese heutigen Verhaltensweisen beruhen exakt auf dieser erlebten und persönlichen Vergangenheit.«

Die Folgen der »schwarzen Erziehung«

Heide Glaesmer weist zudem darauf hin, dass die Erziehungsideale aus dem Nationalsozialismus weiter existierten, sie verschwanden bei Kriegsende nicht sofort aus den Köpfen. »Das waren sehr restriktive Methoden, die der Idee folgten, man müsse Kinder streng erziehen, man dürfe nicht zu empathisch sein«, erklärt sie.

Den Grundstein der »Schwarzen Pädagogik« legte der Erziehungsratgeber *Die deutsche Mutter und ihr erstes Kind* von Johanna Haarer. Das Buch erschien erstmals 1934, bediente den damaligen Kult um die »Deutsche Mutter« und empfahl jungen Frauen eine unerbittliche Härte gegenüber dem Nachwuchs zu zeigen: »Fange nur ja nicht an, das Kind aus dem Bett herauszunehmen, es zu tragen, zu wiegen, zu fahren oder es auf dem Schoß zu halten. Das Kind begreift unglaublich rasch, dass es nur zu schreien braucht, um eine mitleidige Seele herbeizurufen.« Zärtlichkeit und Zuwendung, bloß nicht – »und der kleine, aber unerbittliche Haustyrann ist fertig!«, schrieb Haarer. Sie empfahl explizit, Babys schreien zu lassen, weil das die Lungen stärke. Ungezogene Kinder sollten in einem Raum isoliert und »kaltgestellt« werden. Falls die Kinder ein Essen verschmähten, solle man sie zur Strafe hungern lassen. Johanna Haarers Buch folgte dem nationalsozialistischen Ziel, dass der »Deutsche zum nützlichen Gliede der Volksgemeinschaft werde« und lerne, »sich einzuordnen in eine Gemeinschaft und um ihretwillen eigene Wünsche und Bestrebungen zurückzustellen.« 700 000-mal verkaufte sich dieses Buch in der NS-Zeit. Ein Bestseller. Das Irre daran: Auch nach dem Ende des Dritten Reiches wurde das Buch weiter veröffentlicht. Haarers Bücher wurden nach dem Krieg nur in der DDR verboten, in der BRD wurden noch bis 1987 1,2 Millionen Exemplare verkauft. Kein Wunder, dass ich diese verachtenden Sätze selbst noch gehört habe: »Schreien stärkt die Lungen« oder: »Das ist doch eine Affenliebe«.

Strenge und emotionale Distanz, das waren die grundlegenden Richtlinien dieser schwarzen Pädagogik, die zusätzlich unterstützend wirkte, wenn es um das Vertuschen und Verschweigen von Erfahrungen aus der NS-Zeit ging. Gefühle durften nicht gefühlt werden. Über die Vergangenheit wurde geschwiegen. In diesem Klima, in dem Gefühle als Gefahr erlebt und lieber verdrängt wurden, fanden die Vorstellungen von Johanna Haarer großen Zuspruch. Heide Glaesmer führt aus:

> »Die gesamte Auseinandersetzung mit dem Zweiten Weltkrieg war zunächst eine historische Aufarbeitung. Die psychologische Forschung dazu hat sehr spät begonnen. Deren Beginn würde ich vor etwa 25 Jahren ausmachen. Diese späte, dezidierte Auseinandersetzung

mit den Folgen der NS-Zeit lag auch daran, dass man die eigenen Beschädigungen vielleicht nicht artikulieren konnte, weil die Deutschen im Kollektiv als ›Täternation‹ gesehen wurden, die dann nur schwer ihre eigenen Beschädigungen reklamieren sollen.«

Die Periode des Schweigens dauerte lang. In Deutschland gab es bis in die Sechzigerjahre hinein keine wirkliche Auseinandersetzung mit den psychischen Kriegsfolgen, erklärt Heide Glaesmer.

»Zwar existiert eine große Studie, in der die Entwicklung von Kindern in der Nachkriegszeit bis in die 1960er-Jahre hinein untersucht wurde. Alles Mögliche wurde vermessen, mittels Leistungs- und Intelligenztests. Doch existieren keinerlei Informationen darüber, was mögliche traumatische Kriegsfolgen sein könnten. Dabei war das eine Zeit, in der es wenig zu essen gab. Manche lebten nicht in vernünftigen Wohnungen, viele waren Flüchtlingskinder. Diese gesamten Lebensbedingungen finden in dieser besagten Studie einfach nicht statt. Obwohl diese Umstände extrem prägend in dieser Zeit wirkten. Dies gilt auch für die Folgen der Vaterlosigkeit aufgrund der Tatsache, dass viele Väter gefallen oder noch in Gefangenschaft waren. Andere Kinder lebten unter einem Dach mit Vätern, die traumatisiert aus dem Krieg heimgekehrt waren und sich sonderbar verhielten. All diese Geschichten aus dem Hintergrund tauchten in der Fachliteratur lange nicht auf. Da existierte eine emotionale Blindheit, wie man sie sich heute sehr schwer vorstellen kann. Heute würden wir immer die Eltern und die Bedingungen des Aufwachsens mitdenken. Inzwischen hat das Thema der transgenerationalen Traumata eine Öffentlichkeit in der Mitte der Gesellschaft erreicht, durch Sachbücher, Romane, Fernsehdokumentationen. Das ist auch eine zeitgeistige Angelegenheit. In den vergangenen zehn Jahren passierte interdisziplinär sehr viel.«

Die Besatzungskinder des Zweiten Weltkriegs wuchsen in der Regel mit alleinerziehenden Müttern auf, die keinen Unterhalt erhalten hatten, die stigmatisiert wurden. Dieses Stigma wurde auf die Kinder übertragen, sie wurden etwa als »Russenbalg« beschimpft. Hinzu kommt noch die uneheliche Geburt, also noch ein zusätzliches Stigma. Die Kinder bekamen oft einen falschen Namen, um die Herkunft zu kaschieren. Wenn sie dann noch anders aussahen, weil sie zum Beispiel einen afroamerikanischen Vater hatten, erlebten sie obendrauf auch noch rassistische Diskriminierung. Heide Glaesmer präzisiert:

> »In unserer Studie fanden wir heraus, dass diese Besatzungskinder häufiger Missbrauchs- und Vernachlässigungserfahrungen machten als die gleichaltrige Gesamtbevölkerung. Diese geschahen vermutlich aus den Bedingungen heraus, unter denen sie aufwuchsen. Doch dies trifft natürlich nicht auf alle zu. Erstens gibt es eine Gruppe der Kinder des Krieges, die nichts von ihrer Herkunft väterlicherseits wussten und wissen. Und zweitens fanden wir bei der Durchführung unserer Studie auch Menschen, die positive Selbstbeschreibungen entwickelt hatten. Manche sagen auch: ›Ich bin ein Vermittler‹ oder: ›Ich bin ein Kämpfer‹. Im Sinne von: ›Ich habe es nicht leicht gehabt, aber ich habe gekämpft. Ich habe es überstanden. Ja, ich bin trotzdem da.‹ So kann man sein Schicksal positiv ausdeuten. Einige engagieren sich zum Beispiel sozial. Das ist die Mission, die daraus entsteht. Eine sehr produktive Verarbeitung, wenn man sagen kann, ›Ich bin jemand, der anderen etwas gibt‹. Dann bekommt man oft auch etwas zurück. So holt man Bedeutung und Sinn in das eigene Leben, für alle Beteiligten ein Gewinn.«

Von der Macht des Ungesagten

Es gibt kollektive und individuelle Traumata. Die Wechselwirkung zwischen beiden ist, so habe ich von Heide Glaesmer erfahren, bislang nicht gut untersucht, die Abgrenzung nicht ganz einfach. Denn innerhalb eines kollektiven Traumas geschehen auch die individuellen Traumata.

Bei der Recherche zu transgenerationalen Traumata stoße ich auf beklemmende Beispiele: Eine Angst vor überfüllten Räumen könnte möglicherweise auf die Erfahrung der Vorfahren in Schutzbunkern hindeuten. Die Angst vor Bahnhöfen und Schienen: Der Großvater wurde mit dem Zug deportiert. Jemand leidet unter Hustenanfällen ohne konkrete Diagnose. Jedes Mal durchlebt er Todesangst. Er fand heraus: Sein Großvater wurde während des Zweiten Weltkriegs fast zu Tode gewürgt. In einer Dokumentation sehe ich eine Szene mit drei Generationen an einem Tisch, Großmutter, Mutter und Sohn. Die Mutter erzählt: »Ich habe als Kind immer geträumt, dass ich im Moor versinke. Bevor ich wusste, dass mein Vater tatsächlich in solch einem Moor war.« Und dass es in ihrer Kindheit eine Schwere gegeben hatte, mit der sie aufgewachsen sei, ohne wirklich den Ursprung zu kennen. »Du hast nie gefragt«, antwortet die Großmutter, die erst 1995 begann, über ihren Verlust zu sprechen. Auch der Sohn berichtet, dass es in seinem Alltag gewisse Dinge gebe, bei denen er Beklemmungen erlebt, sogar »eine gewisse Angst«. Dies seien häufig kleinere Dinge; etwa Tätowierungen oder Stempel auf dem Arm am Clubeingang, die ihn an die Nummern im KZ erinnern. Dann lese ich über eine Frau, die im Alter von 40 Jahren plötzlich Panikattacken während des Autofahrens bekommt. Sie wird von der unerklärlichen Angst gepackt – ganz sicher – gegen einen Baum zu knallen und in dieser Karambolage zu sterben.

Während der langwierigen Therapie erinnert sie sich daran, dass ihr Vater Kriegsdienst an der Ostfront geleistet hatte und sich nach der Heimkehr zu einem depressiven und zerstörten Menschen gewandelt habe. Sehr oft hatte er mit diesen Worten gedroht: »Jetzt bringe ich mich um. Jetzt bringe ich mich wirklich um! Ich fahre vor den nächsten Baum.« Das ist eine Situation, die kein Kind erleben sollte. Sätze, die kein Kind hören sollte, doch sie kamen nicht selten vor. Sie wurden im Unterbewusstsein abgespeichert und schleichen sich in Form von Angst oder gar Panik im Erwachsenenalter wieder hervor. Oder es wird ein Gefühl transportiert als indirekte Weitergabe. Die Nachfahrin einer fast vollständig ausgelöschten jüdischen Familie berichtet, wenn jemand »Gib Gas« gesagt habe, habe sie Atemnot bekommen. »Das Wort Gas. Das habe ich lange nicht richtig realisiert, aber es ging mir nicht gut damit«, so erzählt sie.[44]

Trauma ist griechisch und bedeutet Wunde. Eine Wunde der Seele. Manchmal spürbar über Generationen. Die Schweizer Journalistin und Buchautorin Nadine Olonetzky hatte als Mädchen das deutliche Gefühl, dass die Geister der Verstorbenen, über die im Elternhaus nicht gesprochen wurde, ihr auf Schritt und Tritt folgten. In ihrem autobiografischen Roman *Wo geht das Licht hin, wenn der Tag vergangen ist* schildert sie ihre Wahrnehmungen aus der Kindheit. Ihr Roman erhielt 2024 den renommierten Schweizer Literaturpreis.[45] Die Großeltern von Nadine Olonetzky, Malka und Moritz, hatten schon 1909 vor einem Pogrom in der Ukraine über England nach Stuttgart fliehen müssen, wie sie selbst auf der Homepage der Arolsen Archives schreibt. Doch auch die neue Heimat war nicht sicher. Ab 1939 wurden alle Juden zwangseingewiesen und mussten in »Judenhäusern« auf engstem Raum zusammenleben. Ihr Großvater Moritz Olonetzky wurde ab 1940 im Adressbuch mit dem Zusatz »Israel« geführt, so wie alle jüdischen Männer. 1942 wurde er als 61-Jähriger deportiert, in das »Durchgangsghetto« Izbica, rund 50 Kilometer südöstlich von Lublin in Polen gelegen. Bei ihm war auch eine seiner Töchter, Anna Berkheim-Olonetzky. Die Fahrt dorthin dauerte drei Tage in verplombten Wagen. Nadine Olonetzkys Vater hatte sich durch die Hochzeit mit der Halbjüdin und Christin Hanna Kesting knapp retten können. Das Ehepaar wurde monatelang in einem Zimmer versteckt, bevor ihr Vater loslief, Grenzgebiete und deren Übergänge erkundete, auf Heuböden schlief und 1943 in die Schweiz fliehen konnte. Da war er 26 Jahre alt und wog nur noch 44 Kilogramm. »Wenn du alt genug bist …« diesen Satz hatte Nadine in ihrer Kindheit oft genug gehört:

> »Mein Vater erzählte lange nichts – nichts Eindeutiges jedenfalls – von seinem Leben, bevor er in die Schweiz kam. Er sagte etwa: ›Dein Großvater hat mit Tabak gehandelt.‹ Darunter konnte ich mir etwas vorstellen. Oder: ›Was hätte er für eine Freude an dir gehabt!‹ Das war natürlich schön. Meine Eltern wollten mich in Schutz nehmen, ganz bestimmt. Gleichzeitig musste sich mein Vater selbst in Schutz nehmen vor seinen Erinnerungen (und meine Mutter stand da hinter ihm). Dennoch ahnte ich durch diesen Satz, dass etwas unvorstellbar Schreckliches geschehen war. Etwas, das alle Dimensionen gesprengt hatte. Das Unerzählte geisterte herum in unserem Haus, in unseren Seelen. Doch mein Vater konnte mit mir nicht darüber sprechen – wie viele andere, die das Gleiche erlebt hatten, auch nicht mit ihren Kindern reden konnten.«

Erst mit 15 Jahren erfuhr sie, dass ihr Großvater und eine Schwester ihres Vaters 1942 deportiert und umgebracht worden waren. Drei Familienmitgliedern – weitere Geschwister ihres Vaters – gelang die Flucht nach Palästina. Als ihre Eltern schon lange geschieden waren, erzählte ihr Vater ihr diese Herkunftsgeschichte auf einer Parkbank im Botanischen Garten in Zürich. In einem Interview erzählt sie:

> »Dieses Gespräch ist unvergesslich und insofern eine Zäsur. Die ›Geister‹ bekamen Namen. Allerdings denke ich, dass nicht allein dieses Gespräch, sondern das, was während der Shoah mit meinem Vater und seiner Familie geschah, mein Leben stark geprägt hat. Was er mir erzählt hatte, blieb mir lange wie ein dicker Brocken im Hals stecken. Ich war ohne Sprache dafür. Als ich etwa 25 war, verstand ich, dass ich mich damit auseinandersetzen musste. Zum einen hatte ich das Gefühl, der Brocken stünde mir im Weg zu meinem eigenen Leben. Zum anderen erkannte ich, dass er Teil auch meines Lebens war, ob ich das nun wollte oder nicht.«[46]

Was möchte Nadine Olonetzky gerne mit anderen Angehörigen und Menschen teilen, die sich ebenfalls gegen das Vergessen engagieren?

> »Dass die Auseinandersetzung mit der eigenen Geschichte ein Beitrag zum Frieden ist: zum eigenen, inneren Frieden und zum Frieden zwischen Gesellschaften und Kulturen. Die Nationalsozialisten haben den Krieg und den Völkermord mit nie dagewesener, arbeitsteilig organisierter Systematik und mit kalter, bürokratischer Konsequenz durchgeführt. Aber jeder Krieg, wo und aus welchen Gründen er auch immer geführt wird, hat für jeden einzelnen Menschen ähnliche Folgen. Ob aktuell in der Ukraine oder in Syrien, Jemen, im ehemaligen Jugoslawien: Diejenigen, die überleben, vererben nicht nur die Haarfarbe oder die Sommersprossen an die nächsten Generationen, sondern auch den Schmerz, das Trauma, die Angst. Eine Erfahrung sitzt den Nachgeborenen, die auch die Verschonten

> sind, in den Knochen. Eine Erfahrung, die sie nicht selbst gemacht haben, die aber nachwirkt.«[47]

Nadine Olonetzky ließ sechs Stolpersteine für ihre ermordeten und geflüchteten Vorfahren in Stuttgart setzen. Mit ihrem Roman konnte sie – möglicherweise – ihre Familiengeschichte als ein historisches Dokument an das Licht holen und zugleich die Lücken in ihrer eigenen biografischen Erzählung schließen.

Die Irrwege eines Traumas

Haben die Eltern ein Trauma erlebt, zeigen sie möglicherweise ein anderes Fürsorge-Verhalten, das alles andere als positiv von den eigenen Kindern erlebt werden kann. Eine der Auswirkungen von transgenerationaler Weitergabe traumatischer Erfahrungen ist die fehlende Resonanz, weil der traumatisierte Mensch so sehr in sich versunken und mit sich beschäftigt ist, dass er nicht mehr zu gesunden mitmenschlichen Interaktionen in der Lage ist oder im Alltagsgeschehen immer wieder ausfällt. Traumatische Erfahrungen zeigen sich auch in Körperhaltung, Mimik oder an bestimmten Verhaltensarten: Der traumatisierte Elternteil zuckt bei gewissen Reizwörtern zusammen oder erstarrt, sobald das Gespräch auf ein bestimmtes Thema gelenkt wird. André Green, ein französischer Psychoanalytiker, prägte den Begriff der »toten Mutter« und bezog sich damit auf nicht verfügbare, in der Regel depressive und emotional abwesende Mütter. Auch eine traumatisierte Mutter kann sich distanziert verhalten und emotional wie tot erscheinen. Unerreichbar. Also wird das Kind eine große Zeit des eigenen Lebens darauf verwenden, irgendeine Form einer Beziehung zur Mutter zu formen, sie bildlich »wiederzubeleben«. Jedes Kind fürchtet nichts so sehr wie die Verlassenheit. Das ist eine Urangst der Menschen: verlassen, ausgestoßen, in die Wüste geschickt zu werden. So wird das Kind alles unternehmen, um den Kontakt zur Mutter wachzuhalten, sich ihr nahe zu fühlen, auch wenn es sich dabei selbst schaden sollte: »Wenn es den Versuch aufgibt, sie ins Leben zurückzuholen, wird es als Nächstes versuchen, eine Verbindung durch den Verzicht auf das eigene Leben herzustellen. Das Kind wird der Mutter in ihrer Abgestorbenheit begegnen und ebenfalls eine emotionale Leblosigkeit entwickeln«, schreibt die Psychotherapeutin Galit Atlas in ihrem Buch *Emotionales Erbe*.[48] Dieser transgenerationale Aspekt von Leblosigkeit entsteht durch die unbewusste Identifikation mit der Mutter. In der Folge können Kinder psychische Störungen entwickeln, deren Ursprung in den Traumata der Eltern liegt. Traumata können also auch dann weitergegeben werden, wenn die traumatisierten Personen gar nicht über sie sprechen.

Heide Glaesmer spricht in diesem Zusammenhang vom »konspirativen Schweigen«: Die Eltern verdrängen das Erlebte. Die Kinder spüren zwar, dass etwas Wichtiges unausgesprochen bleibt, doch auch sie schweigen, um die Eltern nicht zu belasten. Für Wissenschaftler wie für jeden Menschen eine spannende Frage, ein Ausloten: An welchen Stellen wird geschwiegen? Was wird der Fantasie überlassen? Welche Gründe stecken wohl dahinter? Familiengeheimnisse können zu Transportwegen werden. Sich zu einer inneren Suche ausformen nach den Dingen, die da waren und vielleicht immer noch existieren. Man ahnt und spürt die Geschichten, die die Eltern gar nicht ausgesprochen haben, doch auch das Ungesagte transportiert sich atmosphärisch, sozial, durch die Lücken in den Erzählungen. Manchmal reicht eine bestimmte Art von Gefühl, das in eine Richtung weist.

Laut der Trauma-Expertin Michaela Huber gilt die Wiederholung als häufigste Form der Traumabewältigung, ebenso wie die Reinszenierung: »Das heißt, was man selbst nicht bewältigt hat, das wiederholt man mit den eigenen Kindern. Das kennt man ja auch bei Gewalterfahrungen. Wenn man selbst geprügelt wurde, fällt es einem leichter, die eigenen Kinder zu prügeln, als wenn man nicht geschlagen wurde.«[49]

Reinszenierungen müssen keine exakten Nachbildungen des Ursprungstraumas darstellen. Oft geht es eher darum, ein bestimmtes Macht-Ohnmacht-Verhältnis zu reinszenieren, das die traumatisierte Person erlebt hat. Die Psychoanalytikerin Galit Atlas schreibt dazu:

> »Das Dilemma, den Gedanken an das Trauma stets lebendig zu halten, erfüllt einerseits das Bedürfnis, die Opfer zu ehren, eine Identität sowie ein Vermächtnis zu pflegen und dafür zu sorgen, dass derartige Verbrechen nie wieder begangen werden. Andererseits werden dadurch Vergangenheit, Gegenwart und Zukunft zu einer Einheit verbunden. Die nachfolgende Generation ist dazu aufgerufen, sich mit der vorangegangenen zu identifizieren, und wird so in die Verluste der Vorfahren verwickelt.«

Unbehandelte Traumata können zu Traumafolgestörungen führen. Darunter fallen die verschiedensten Krankheitsbilder – von Angststörungen über Depressionen bis hin zu etwas, das sich »strukturelle Dissoziation« nennt. Darin sehen Psychotherapeuten eine maximale Traumafolgestörung. Hier wird das traumatische Erlebnis abgespalten und führt zur strukturellen Dissoziation, also zu einer Teilung der Persönlichkeit in verschiedene Anteile. Bei der strukturellen Dissoziation handelt es sich um ein sehr komplexes, vielschichtiges und individuelles Phänomen. Vereinfacht gesagt, lässt sich Folgendes festhalten: Wenn der Mensch Traumatisches erlebt, kann das Gehirn das Erlebte nicht adäquat verarbeiten. In der Folge werden die traumatischen Erlebnisse vom Rest des Ichs abgetrennt, vor allem, wenn das Trauma in der Kindheit geschah. Gelingt es später nicht, diese abgespaltenen Anteile wieder zurückzuholen, kann in der Folge kein ganzheitliches Ich entstehen. Der traumatisierte Mensch existiert dann in verschiedenen Seins-Zuständen, manche davon Trauma-nah. In einer solchen Situation kann es vorkommen, dass die betroffene Person ohne jede Orientierung in irgendeinem unbekannten traumatisierten Teil von sich feststeckt.

Transgenerationale Traumata aufzuarbeiten, sei nicht nur Therapie, sondern auch Recherchearbeit und detektivische Arbeit, sagt die Psychotherapeutin Michaela Huber. Immerhin gehe es da um den Vorfahren oder die Vorfahrin mit dem Ursprungstrauma: »Ich rege die Menschen immer an, dass sie ihre Verwandten befragen, Familienmitglieder befragen. Manche gehen in Kirchenarchive, fertigen einen Stammbaum an und sehen dann, wo ihre Familie überall hergekommen ist, was diese wohl erlebt haben oder was passiert sein könnte und welche Familiengeheimnisse existieren.«[50]

Das Forschen in der eigenen Familie

Für alle, die sich ernsthaft mit ihren Vorfahren auseinandersetzen wollen, existieren offizielle Wege für die eigene Suche, auch wenn die Angehörigen bereits verstorben oder nicht zum Erzählen bereit sind. Zu den ersten Anlaufstellen zählen der Suchdienst des DRK, die Arolsen Archives, die Standesämter, Gemeindechroniken und Landesarchive. Das Berliner Dokumentationszentrum Flucht, Vertreibung, Versöhnung stellt ein ausführliches PDF zur Verfügung: »Woher stammt meine Familie? Anleitung zur Recherche.«[51] Ebenso hilft die Übersicht »Ein Täter, Mitläufer, Zuschauer, Opfer in der Familie?« der Hamburger KZ-Gedenkstätte Neuengamme. In beiden Dokumenten findet man hilfreiche Anleitungen für den Start in den eigenen Suchprozess und es werden auch wichtige Informationen zur rechtlichen Situation genannt, etwa zur Sicherheit der persönlichen Daten. Ebenso wird über die Zuständigkeiten der unterschiedlichsten Institutionen aufgeklärt, was an sich schwierig genug ist, und es werden viele Links zur Quellenforschung geteilt. In der Gedenkstätte Neuengamme finden auch regelmäßig Seminare mit dem Titel »Ein Täter in der Familie?« statt, in denen es sowohl um die Wege der Recherche als auch um den individuellen Umgang damit geht, falls es Täter in der Familie gegeben haben sollte. In diesen Seminaren tauschen sich die Nachkommen der Täter über ihren Umgang mit diesem emotionalen Erbe aus. Es geht um Loyalität und Illoyalität gegenüber der Familie und darum, wie deren Geschichte das eigene Leben geprägt hat und was diese Nachforschungen in den Familien auslösen.[52]

Der erste Kontakt zu Archiven, Standesämtern und Gedenkstätten findet meist online statt. Die meisten Bestandsübersichten sind einsehbar, allmählich werden immer mehr Unterlagen von Archiven und Behörden digitalisiert. Wer vor Jahren schon mal erfolglos gesucht hat, kann heute noch einmal neu starten. In jedem Fall ist es sinnvoll, Archivanfragen schriftlich zu stellen, möglichst kurz und präzise formuliert und mit Angaben aller Daten, Namen und Orte, die bekannt sind. Die Online-Recherche kann mühevoll oder gewinnbringend wirken; ein Besuch vor Ort wirkt nachhaltiger. Der persönliche Aufenthalt in einem Archiv vermittelt einen weitaus lebendigeren Zugang zu den Dokumenten der Vergangenheit. Man bekommt neue Ideen und Recherchehilfen für die Suche und manchmal auch sinnstiftende Erlebnisse durch die persönlichen Begegnungen mit den Archivaren, die nicht nur einen Fundus an Wissen mitbringen, sondern auch die eigene persönliche Leidenschaft für das Suchen und Finden. Zudem sind sie erfahren im Umgang mit Angehörigen, die – oft nur mit einem Namen – am Anfang der Suche stehen.

Natürlich kann man auch Profis mit der Recherche beauftragen, dann übernehmen spezialisierte Historiker und Recherchedienste die Suche. Wie teuer diese Aufträge werden, kann anhand eines Kostenvoranschlags vorab erfragt werden. Schneller läuft diese Recherche allemal, da Hürden überwunden werden, die für Laien schwer bis unmöglich erscheinen. Historische Dokumente sind oft schwer lesbar und in altertümlicher Sprache verfasst, mit den gängigen Redewendungen der damaligen Zeit. Diese zu deuten und in einen historischen Kontext einordnen zu können, erfordert Fachwissen. Vor allem die Recherche in den Dokumenten der ehemaligen deutschen Siedlungsgebiete in Ost- und Mitteleuropa verlangt oft geografische, sprachliche und historische Spezialkenntnisse.

Ein emotionales Erbe: Die transgenerationale Weitergabe

Statt von einem »transgenerationalen Trauma« zu sprechen, nutzen Wissenschaftler häufig den Begriff der »transgenerationalen Übertragung«, da er mehr als die Beziehung zwischen zwei Generationen umfassen soll, ohne eine Aussage über die Übertragungsrichtung zu treffen, die nicht als einseitiger Prozess verstanden werden sollte. Die Übertragung wird als Prozess der gegenseitigen Beeinflussung zwischen den Generationen verstanden. Daneben existiert noch der Begriff der »transgenerationalen Weitergabe«. Dabei muss es sich nicht um ein konkret erlebtes Trauma handeln, sondern vielmehr um eine indirekte Weitergabe von Erlebnissen und Verhaltensweisen. Manche der eigenen Reaktionen können uns selbst bizarr und unlogisch vorkommen, doch im Sinne einer weiter gefassten Erlebnisebene – von der Vergangenheit bis in die Gegenwart – werden sie unvermittelt mit einem »Aha-Moment« verständlich, wenn die Vergangenheit uns im Heute eiskalt am Kragen packt.

Ein Beispiel für eine solche Situation beschreibt die Historikerin Gonda Scheffel-Baars, die 1942 in Rotterdam als Tochter eines Kollaborateurs geboren wurde. Ihr Vater war Mitglied der niederländischen Nazi-Partei und wurde deshalb bis 1948 inhaftiert. Gonda Scheffel-Baars war 1981 Mitgründerin einer Selbsthilfeorganisation für Kinder von Kollaborateuren, heute arbeitet sie für das Dachau Institut Psychologie und Pädagogik im Archiv und betreut internationale wissenschaftliche Aufgaben. Auf meine Anfrage, ob ich ihren persönlichen Text hier wiedergeben darf, antwortet sie:

> »Der Text wurde im International Bulletin veröffentlicht, das ich seit November 1995 bis heute zweimal im Jahr herausgebe.[53] Zuerst war es den Kindern deutscher Nazis und niederländischer Kollaborateure gewidmet, doch bald waren auch andere Gruppen willkommen. Wir haben also Kinder von unverheirateten Frauen, die ein Kind mit einem deutschen Soldaten, einem russischen oder einem (schwarzen) amerikanischen Soldaten hatten, und Kinder, die mit dem Lebensborn-Programm in Verbindung stehen. Wir haben auch Kinder,

die zur Evakuierung gezwungen wurden, im Vereinigten Königreich und in Finnland. Und natürlich jüdische Kinder. Mittlerweile habe ich rund 160 Leser auf der ganzen Welt. Ich habe mit 32 angefangen und wir hatten ungefähr 200, aber die Menschen, die während des Krieges geboren wurden, sind nun alt, manchmal mit Demenz, mehrere Leser sind gestorben. Eine Anfrage wie Ihre bestärkt mich in der Überzeugung, dass ich diese Arbeit fortsetzen muss.«

Ihr Text trägt den Titel »Die Panik meiner Mutter«:

»Obwohl mein Zug zurück nach Holland erst am Nachmittag abfahren würde, begab ich mich am Morgen schon zum Bahnhof Gare du Nord in Paris, um einen Platz zu reservieren. Der Bahnhof war wie verlassen, und bald wurde klar, warum: Es gab einen Generalstreik. Der Schalterbeamte sagte, dass die internationalen Züge wahrscheinlich abfahren würden, sicher war er aber auch nicht. Zurück im Hotel, besprach ich die Sache mit dem Geschäftsführer. Er versicherte mir, dass ich noch einen Tag oder, wenn nötig, auch mehrere Tage im Hotel verbringen könnte, falls der Zug nicht fahren sollte. Erleichtert fühlte ich mich, als der Zug pünktlich abfuhr. Zwar hielt er an Bahnhöfen, wo er das normalerweise nie tat. Ich machte mir aber keine Sorgen, denn in Brüssel fuhr mein Anschlusszug nach Holland erst fünfzig Minuten später ab: genug Zeit, um umzusteigen. Kurz nach dem Bahnhof von Bergen (Mons) hielt der Zug, und erst zwanzig Minuten später erklärte der Zugführer, dass es ein Maschinenproblem gegeben hätte, das jetzt gelöst wäre. Ich guckte auf meine Uhr: In Brüssel blieben mir nur zwei oder drei Minuten zum Umsteigen, reichte das? Es reichte nicht. Glücklicherweise gab es noch einen Zug nach Holland in drei Viertelstunden. Also, kein Problem. Ich setzte mich und fing an, in mein Tagebuch zu schreiben.

Allmählich wurde mir bewusst, dass die Meldungen sich immer mehr häuften: Der Zug von Oostende wird abfahren vom Bahnsteig 8; der Zug von Turnhout wird abfahren vom Bahnsteig 4; der Zug von … Nicht nur auf meinen Bahnsteig, auch auf die anderen Bahnsteige kamen immer mehr Leute. Kein Zug fuhr ab, kein Zug kam an. Auf einem der Bahnsteige gingen junge Leute auf und ab, ich dachte, dass es wahrscheinlich Fußballanhänger wären. Als sie auf die Schienen sprangen, entfalteten sie Transparente: Sie waren Studenten, die gegen Maßnahmen der Regierung protestierten. Der Lärm war schrecklich.
Ein alter Mann guckte mich an, in seinen Augen sah ich Angst und Schrecken. Eine plötzliche Panik ergriff mich. Was sollte ich tun, wenn ich nicht auf dem richtigen Bahnsteig stand und der Zug nach Holland ohne mich abfahren würde? Mein Mann wartete auf mich in Roosendaal, ich war schon verspätet, mehr als wahrscheinlich machte er sich Sorgen! Ich rannte die Treppe hinunter, denn vielleicht könnte ich in dem Untergrunddurchgang die Meldungen verstehen, auf dem Bahnsteig war zu viel Lärm. Es gab keine Meldungen mehr, und ich war da unten ganz alleine. Schnell rannte ich die Treppe wieder hinauf: besser in der Menge zu sein. Ich weinte vor Verzweiflung.
Es dauerte lange, aber endlich hielt ein Zug an unserem Bahnsteig, der Zug nach Holland. Ich fühlte mich erleichtert, endlich sicher. Man sagte, dass dies der letzte Zug war, der aus Paris abgefahren war.
Ich war froh, mit Landsleuten, die mit mir dasselbe Schicksal teilten, sprechen zu können. Wir mussten dennoch zwanzig Minuten warten, weil es, wie gesagt wurde, zu gefährlich war abzufahren.
In Roosendaal stand mein Mann am Bahnhof. Er beruhigte mich gleich, sagte, dass er gehört hätte, dass es einen Streik gab. Er hatte im Hotel in Paris angerufen, wusste, dass ich eventuell dorthin zurückkehren konnte. Trotzdem fing ich an zu weinen und konnte nicht mehr aufhören. Mein Mann sagte: ›Alles ist jetzt in Ordnung,

warum weinst du?‹ Ich erzählte, was geschehen war. Mein Mann wunderte sich, was denn so schrecklich gewesen wäre, dass ich so entsetzt war. ›Es war, als ob es Krieg wäre‹, antwortete ich. Er sagte: ›Hörst du und verstehst du, was du sagst?‹

Ich verstand es. Es war die Panik meiner Mutter, die im September 1944 mit meiner Schwester und mir und noch 65 000 anderen Frauen und Kindern nach Deutschland abfuhr, als die Alliierten sich der holländischen Grenze näherten und man Maßnahmen gegen die Kollaborateursfamilien fürchtete. Die speziellen Züge waren übervoll, sie hielten manchmal mitten auf dem Land oder im Wald, sie wurden beschossen. Mein Vater hatte meine Mutter beschworen, nicht nach Hamburg oder Hannover, sondern nach Lüneburg zu reisen. Die quälende Frage war für sie zweifellos, wo sie umsteigen sollte, und würde es überhaupt einen Zug geben ...?

Der Blick des alten Mannes rief in mir eine Erinnerung hoch, die mir nie bewusst gewesen war. Ich denke, dass dieser Mann seine eigenen und viel schrecklicheren Erfahrungen mit übervollen Bahnsteigen und Zügen hat ...«[54]

Lässt sich Gonda Scheffel-Baars Verzweiflung auf diesem Bahnhof wirklich auf die Erlebnisse ihrer Mutter zurückführen? Einen echten »Beweis« dafür gibt es nicht. Doch es existieren viele ähnliche Berichte, die sich nicht wissenschaftlich erklären lassen. Die Emotionen, die keiner rationalen Herleitung entspringen, sind da. Bestellt hat man diese Emotionen sicherlich nicht. Vielmehr tauchen sie unvermittelt auf, obgleich sie nach logischen Kriterien nicht in die erwachsene Selbstwahrnehmung passen wollen. Welche geheimen Programmierungen laufen möglicherweise im Hintergrund eines Menschen mit? Bei einem Kind des Krieges oder einem Kriegsenkel?

Der Coach und Buchautor Sven Rohde beschäftigt sich genau mit diesen Grauzonen zwischen Wissenschaft und Erleben. Er veranstaltet Seminare und Workshops für Kriegsenkel. In seinem 2024 erschienenen Buch *Gefühlserben* versucht er die Vermittlung zwischen aktueller Forschung und den häufig im Alltag auftretenden Phänomenen, die nur in Teilen eine logische Basis gefunden haben.[55] Rohde schreibt über die Skepsis gegenüber transgenerationalen Traumata:

> »Es gilt immer mal wieder, eine Schwelle des Misstrauens zu überwinden. Auch wenn das Thema in den Medien durchaus präsent ist, kommt es gelegentlich in Esoterikverdacht, höflich verpackt in der Frage nach seriösen Studien. Es gibt diese Studien in großer Zahl, aber tatsächlich sind die Erklärungen der Wissenschaft für transgenerationale Übertragungen komplex (...). Mir scheint der Widerstand aber noch einen anderen Grund zu haben: Es ist eine narzisstische Kränkung, dass wir nicht souverän über unser Fühlen, Denken und Handeln entscheiden können, sondern die Folgen eines Leids ausagieren, das unseren Vorfahren zugefügt wurde; dass wir gleichsam ausbaden müssen, dass sie ihre Trauer oder ihre Schuld abgewehrt haben. Außerdem trägt der Widerstand gegen die Einsicht in eine machtvolle Vergangenheit eine ideologische Komponente in sich. Das Selbstbild des postmodernen Menschen ist schließlich geprägt von Selbstbestimmung und Wirkmächtigkeit.«[56]

Es gleicht einem Kräftemessen zwischen Verstand und Emotion: Wenn wir nicht wahrhaben wollen, dass frühere Generationen einen Einfluss darauf haben können, wie wir heute unser Leben führen, dann ignorieren wir die Macht des Unbewussten. Eine Studie von Wissenschaftlern des Max-Planck-Instituts für Kognitions- und Neurowissenschaften in Leipzig, der Berliner Charité sowie des Bernstein Zentrums für Computational Neuroscience Berlin konnte zeigen, dass unbewusst bereits etliche Prozesse in unserem Hirn ablaufen, bevor wir eine bewusste Entscheidung treffen: »Von unseren Entscheidungen aber glauben wir in der Regel, dass wir sie bewusst fällen. Diese Annahme ist mit unserer Studie in Frage gestellt«, so der Studienleiter John-Dylan Haynes.[57] Ein Verlust des freien Willens? Vielleicht auch eine Entlastung für unser Hirn, denn unser Unterbewusstsein verfügt über so viele Informationen, die gestapelt wie Bücherberge in einer jahrhundertelang gepflegten Bibliothek liegen, sodass es viele Situationen automatisch für uns einordnen kann. Warum sollte es sich mit unseren, teils flüchtigen, Wahrnehmungen über die Vorfahren anders verhalten? Gabriele Rosenthal, Göttinger Professorin für Soziologie, spitzt sogar noch zu: »Je weniger die Nachgeborenen über die Vergangenheit ihrer Eltern oder Großeltern wissen, umso stärker werden sie in ihrem Leben, in ihrem psychischen Befinden, ihrem politischen Handeln und vor allem auch in ihren biographischen Entscheidungen (...) von dieser Vergangenheit bestimmt.«[58] Fühlt sich das eigene Leben fremdbestimmt an? Vielleicht ja, doch das muss keinesfalls zu einer negativen Bewertung des eigenen Selbst führen. Eher zu einer Anerkennung des Unbewussten, einer Macht der Ahnen, die wir kennenlernen können, um uns selbst näherzukommen. Sven Rhode schreibt:

> »Zum Gefühlserbe können sowohl traumatische Erlebnisse und unbetrauerte Verluste als auch Schuldgefühle gehören, mit all ihren negativen Folgen für die Erben. Wobei die Übertragung nicht nur einen individuellen, sondern ebenso einen systemischen Aspekt in sich trägt. Auch Bindungsmuster innerhalb von Familien überdauern oft mehrere Generationen. Sie können darüber hinaus in einer

familiären Gerechtigkeitsbilanz manifestiert sein, wie die systemische Familientherapie entdeckt hat. Dann wird Nachkommen eine Art Wiedergutmachung aufgetragen, um eine ungesühnte Schuld der Vorfahren auszugleichen. So mag etwa erklärbar werden, warum viele Kinder aus Täterfamilien in psychosozialen Berufen tätig sind.«[59]

Unsere Gene als Schicksal? Nicht ganz. Korrelation bedeutet nicht Kausalität. Man kann ein Buch in die Hand nehmen, kurz darin lesen und dieses Buch entweder in die Ecke zimmern, sich mit den Kapitel-Überschriften zufriedengeben oder sich in das Geschriebene hineinvertiefen.

Die recht junge Wissenschaft der Epigenetik befasst sich mit zellulären Prozessen, welche die Aktivität von Genen beeinflussen, ohne die DNA-Sequenz selbst zu verändern. Dabei geht es um die Frage, wie Umweltfaktoren und Lebensstil die Genexpression regulieren können. Die Gesamtheit unserer Gene wird als Genom bezeichnet – oder wie die Wissenschaftler selbst formulieren: als »Code des Lebens«. Jeder Mensch trägt etwa 25 000 Gene in sich, die in fast jeder Zelle des Körpers zu finden sind, doch längst nicht alle sind zu jeder Zeit in jeder Zelle aktiv. Gesteuert werden diese Prozesse von einer übergeordneten Instanz: dem Epigenom. Dieses verändert sich im Laufe unseres Lebens und hängt von unseren Erfahrungen, der Lebensführung, der Ernährung, Krankheiten, Schicksalsschlägen oder Drogenerfahrung ab.

Wissenschaftler nahmen an, dass das epigenetische Gedächtnis, das während des gesamten Lebens angehäuft wurde, bei der Entwicklung von Spermien und Eizellen vollständig gelöscht wird. Mehrere Studien wiesen jedoch nach, dass epigenetische Markierungen tatsächlich an folgende Generationen weitervererbt werden – aber wie genau und welche Auswirkungen dies auf die Nachkommen hat, bleibt noch offen. Diese Studien legen den Schluss nahe, dass wir mehr als nur Gene von unseren Eltern erben. Denn die Wissenschaftler fanden auch Mechanismen, die die Aktivität des Erbguts steuern und von denen bekannt ist, dass sie durch unsere Umwelt und vom individuellen Lebensstil beeinflusst werden. Zum Beispiel konnten epidemiologische Studien eine auffällige Korrelation zwischen der Nahrungsmittelversorgung von Großvätern und einem erhöhten Risiko für Diabetes und Herz-Kreislauf-Erkrankungen bei deren Enkeln zeigen.[60] Besonders die Erfahrungen der ersten Lebensmonate scheinen einen großen Einfluss auf unser Genom zu nehmen. Jüngste Ergebnisse der Epigenetik können biologische Rückschlüsse liefern, warum die Kinder von Holocaustüberlebenden häufiger unter Stresserkrankungen leiden als Kinder anderer jüdischer Familien. Ebenso erstaunlich: Kinder und Enkel, die in der Gegenwart in sicheren Verhältnissen leben, leiden häufiger unter Diabetes als gleichaltrige Vergleichsgruppen, wenn ihre Mütter oder Großmütter in der Schwangerschaft über längere Zeit hungern mussten. Traumata, chronischer Stress oder Drogen können das Epigenom so verändern, dass die Anfälligkeit für Depressionen, Zwangserkrankungen oder Panikstörungen steigt. Die Ergebnisse im Labor und in Tierversuchen zeigten: Genau die Gene, die für die Regulation von Stress zuständig sind, waren bei den Untersuchten nicht aktiviert.[61] Wird die Erbsubstanz einer Zelle chemisch verändert, spricht man von »DNA-Methylierung«. Sie kann die epigenetische Prägung ändern. Diese Versuche zeigen, dass manche Gene aktiviert werden können, ebenso wie sich andere unerwünschte Gene deaktivieren lassen. Daran wird momentan intensiv geforscht. So handelt es sich bei der Epigenetik um eine Wissenschaft, die gerade erst beginnt, doch faszinierende naturwissenschaftliche Wege zur Erkenntnis und Heilung aufzeigen kann.

Gedenkarbeit statt Erinnerungskultur?

»Mein Vater wurde im KZ vergast, meine Tochter in Hanau erschossen«, diesen Satz musste Filip Goman aussprechen, Vater der bei dem Anschlag von Hanau am 19. Februar 2020 getöteten Mercedes Kierpacz. Neun Menschen verloren damals ihr Leben. Zu sehen ist Filip Goman auf TikTok, in einem Clip mit dem Titel »say their names«. Die Aktivistin Susanne Siegert erzählt in diesem Clip, dass drei der neun Ermordeten zur Gruppe der Sinti und Roma gehörten. Sie klärt auf, dass aktuell bis zu 150 000 Sinti und Roma in Deutschland leben. Sie erzählt auch, dass etwa 500 000 Sinti und Roma zwischen 1938 und 1945 in den Konzentrationslagern umgebracht wurden und in offiziellen Dokumenten das Kürzel »Zig« für sie benutzt wurde. NS-Verbrechen auf TikTok erzählen? In Clips von 90 Sekunden bis maximal zwei Minuten? Unmöglich? Doch, auch diese Form der Erzählung für die gemeinsamen Erinnerung funktioniert. Seit 2022 klärt Susanne Siegert, Jahrgang 1992, als TikTok-Creatorin über nationalsozialistische Verbrechen auf, nebenberuflich und ehrenamtlich. Über vier Millionen Menschen schauen pro Monat auf ihrem Kanal *keine.erinnerungskultur* vorbei. Mehr als 200 000 User folgen ihr, die Hälfte von ihnen ist unter 25 Jahren alt. Für ihren Einsatz wurde sie 2024 mit dem Grimme Online Award ausgezeichnet. Ihr gelingt es, aus dem Heute auf das Gestern hinzuweisen, auch indem sie von Einzelschicksalen erzählt. Genau diese Verbindungen, die sie knüpft – von der Gegenwart in die Vergangenheit und wieder zurück, vom individuellen Schicksal zum morbiden Ausmaß der Verbrechen – genau diese Faktoren prägen ihren Stil und lassen die Zuschauer gebannt innehalten. Dabei sei Geschichte nie ihr Lieblingsfach gewesen, erzählt sie in einem Podcast.[62] Doch speziell die NS-Geschichte übe eine düstere Faszination auf sie aus, verbunden mit der Frage aller Fragen: Wie konnte DAS geschehen? Zu wissen, was genau sich an dem Ort, an dem man heute lebt, vor 85 Jahren abgespielt hat. Dass die Verfolgung durch das NS-Regime genau um die Ecke stattfand. Sie möchte den Opfern Respekt zollen. Manchmal liest sie auch die Leidensgeschichte einzelner Verfolgter in Daten und Zahlen vor.

Auf der Plattform TikTok richtet sie sich am Nutzungsverhalten der User aus: Mit diesem niedrigschwelligen Zugang erreicht sie sehr viele und besonders junge Menschen. Die Kürze der Videos empfindet sie als hilfreich für die Wissensvermittlung: »In der Essenz liegt sehr viel Kraft.« Damit trifft sie den Nerv des jungen Publikums, das ein großes Interesse an den Geschehnissen zwischen 1933 und 1945 hat. Das zeigen auch die Ergebnisse einer tiefenpsychologischen Studie, die das rheingold-Institut 2022 im Auftrag der Arolsen Archives zur Haltung der 16- bis 25-Jährigen zum Nationalsozialismus durchgeführt hat. Demnach interessiert sich die sogenannte Gen Z deutlich mehr für die NS-Zeit als die Generation ihrer Eltern – 75 Prozent versus 66 Prozent – und sieht Verbindungen zu akuten gesellschaftlichen Problemen wie Rassismus und Diskriminierung. In der Zusammenfassung der Studie heißt es über die Seelenlage der jungen Menschen:

> »Die Monstrosität der NS-Verbrechen löst dabei eine Mischung aus Angst und Faszination aus – die Konfrontation hat psychologisch den Charakter einer Mutprobe, bei der die Gen Z ohne verordnete Moral

auch den Motiven der Täter nachspüren will. (...) Das überraschend hohe Interesse der Gen Z erklärt sich auch durch ihre besondere Lebenssituation in einer komplexen Welt mit einer multioptionalen Bereitstellungskultur. Dagegen ist die NS-Zeit mit ihrer Pflicht zum unbedingten Gehorsam und den völkisch-festgelegten Kategorien ein extremes Gegenbild. Die Auseinandersetzung ist für Jugendliche somit eine Grenzerfahrung und befriedigt den Reiz, sich in tabuisierte Gefilde vorzutasten. Dabei wollen sie sich in die Opferrolle hineinversetzen und die Ungerechtigkeit nachempfinden, aber auch das Böse, die Täterperspektive erkunden (54 Prozent): Wie konnte es so weit kommen? Wie hätte ich mich in der NS-Zeit verhalten? (...) Doch diese Gedankenspiele wirken auch beängstigend: Fast ein Drittel der Gen Z fürchtet, dass das Thema eine zu große Wirkung entfalten könnte, sogar eine rauschhafte, verführerische Seite in sich trägt: ›Ich habe wirklich Angst, dass ich damals auch auf der Seite der Nazis gestanden hätte, nur um besser dazustehen‹, so die Aussage eines Teilnehmers. Insgesamt ist auffällig, dass der Bezug zur Jetzt-Zeit eine sehr hohe Relevanz für die Probanden hatte. Befreit von dem Gefühl persönlicher Schuld, bauen sich die jungen Leute eine Brücke zum eigenen Alltag und versuchen ihre eigene Lebenswelt in der Auseinandersetzung mit der NS-Zeit besser zu verstehen (...).«

Genau dieses Bedürfnis nach Information und Konfrontation fängt Susanne Siegert offenbar auf. Damit erfüllt sie eine Vermittlerrolle für die junge Generation, um die Erinnerung an das Grauen im Dritten Reich wachzuhalten. Doch warum heißt ihr TikTok-Kanal *keine.erinnerungskultur*? Sie erklärt:

»Man kann sich nur an etwas erinnern, das man persönlich erlebt hat. Vielleicht sollten wir vom Begriff der Erinnerungskultur abrücken. Wir erleben jetzt die Zäsur, dass wir in ein Zeitalter ohne Zeitzeugen kommen, die über ihre eigenen Erfahrungen noch berichten können. Deswegen muss sich auch unsere Form der Auseinandersetzung ändern. Daher können wir deswegen gerne neue Begriffe einführen. Ich mag das Wort ›Gedenkarbeit‹. Das klingt nicht so passiv und beinhaltet, dass Erinnerung Arbeit bedeutet und auch mal unbequem sein muss.«

Brauchen wir neue Worte, neue Formen der Vermittlung? Wie können wir uns auf angemessene Weise erinnern? Offizielle Gedenktage reichen offenbar nicht aus. Susanne Siegert findet, das öffentliche Gedenken müsse sich ändern: »Wir haben oft nur einzelne Orte und Opfergruppen im Kopf, aber es muss auch die große Maschinerie gezeigt werden. Damit die Tatsache, dass – um diese Maschine am Laufen zu halten – so viele Menschen beteiligt gewesen sein mussten, sodass man keinesfalls mehr davon sprechen kann, dass niemand in Deutschland um diese Verbrechen wusste.«

Auf YouTube gestaltet sie für die Arolsen Archives einen Kanal mit: Im True-Crime-Format »Verbrechen Vergessen – Wie es nach 1945 weiterging« spricht sie mit Lilith Roska über Verbrechen, die zwar nach dem Krieg passierten, aber unmittelbar mit den Verbrechen der Nationalsozialisten zu tun hatten.[63] Zwei junge Frauen, die sich aufgeräumt und frisch mit der Vergangenheit beschäftigen: Auch so kann Erinnerung lebendig gehalten werden und das gefällt der jungen und der älteren Generation gleichermaßen. Vielleicht inspirieren diese beiden Frauen auch andere, selbst aktiv zu werden und etwa Gedenkorte in der eigenen Umgebung zu untersuchen oder ein Schicksal aus der eigenen Familie näher zu beleuchten. Susanne Siegert jedenfalls sieht auch eine Eigenverantwortung bei den nachfolgenden Generationen: »Wir alle haben die Verantwortung, uns stärker als Akteure der Gedenkarbeit zu begreifen.«[64]

Unsere Erinnerungskultur ist zeremoniell besetzt. Es gibt bestimmte Tage, die seit Jahrzehnten feierlich und kollektiv begangen werden. Es werden Reden gehalten, Kränze niedergelegt, Gedenkstunden abgehalten. Wir haben es mit einer ritualisierten Betroffenheit zu tun, die wichtig und notwendig für die Gesellschaft erscheint. Doch reicht dieses Gedenken offenbar längst nicht aus, denn auch heute noch wird allzu oft eisern weiter an der familiären Schweigespirale festgehalten. Mir kommt Bettina Göring in den Sinn, die Großnichte von Hermann Göring. Als ich im Frühjahr 2025 ein Interview mit ihr führte, war zu spüren, wie sehr ihr die Aufklärung über diese Zeit am Herzen liegt: »Die Welt befindet sich im Umbruch. Alles ändert sich: Die Preise, das Klima, die Politik. Dies schürt Ungewissheit und Angst und stärkt die rechtsnationalen Kräfte. Diese Zersplitterung der politischen Mitte ist gefährlich, ganz genauso hatten wir es schon einmal am Ende der Weimarer Republik, und die NSDAP gewann die Wahlen.« Über das Wiedererstarken der rechtsnationalen Bewegungen sagte sie: »Man muss leider damit rechnen, wie anfällig viele Menschen für diese Sehnsucht nach einem starken Mann sind. Daher sollten wir uns diese Zeit von 1933 bis 1945 genau anschauen, am besten gemeinsam mit der ganzen Familie. Es reicht nicht, nur einen Podcast zu hören. Vielleicht braucht es noch eine dritte Generation für die Aufarbeitung.« Mich hatte beeindruckt, wie sehr sie die Wichtigkeit der individuellen Aufarbeitung in den Familien betont. Gefühlt waren doch alle unsere Großeltern im Widerstand. Niemand hatte etwas geahnt oder gewusst über die Gräueltaten des Nazi-Regimes. Selbst als der Nachbar erst den Judenstern tragen musste und dann auf einmal verschwand. Niemand hatte etwas davon gehört oder gesehen, wenn man die älteren Verwandten fragt.

Die Wissenschaftlerinnen Sabine Lee, Heide Glaesmer und Barbara Stelzer-Marx schreiben dazu:

> »Das Familiengedächtnis stellt eine Schnittstelle zwischen individuellen Erinnerungen und einer Plattform für Verhandlungen und Konflikte dar. Innerhalb dieser Form des kommunikativen Gedächtnisses werden Inhalte weitergegeben. Eine gemeinschaftliche Interpretation der Erinnerungen verstorbener Verwandter oder Freunde, aber auch von Ereignissen, wird von einer Generation an die folgenden weitergegeben. Gleichzeitig werden Erinnerungen und die Art und Weise, wie sie unter Familienmitgliedern geteilt werden, durch spezifische Einstellungen geprägt, die Vertreter verschiedener Generationen gegenüber bestimmten Aspekten der (Familien-) Geschichte haben. Die Sozialisation einer Person wird zunächst durch die Perspektiven, Ansichten und Werte beeinflusst, die in ihrer Familie geprägt wurden. Das Familiengedächtnis ist nicht nur eine Darstellung der Summe der individuellen Erinnerungen seiner Mitglieder, sondern verkörpert auch eine Schnittmenge miteinander verwobener Erinnerungen, die nicht unbedingt von einem Familienmitglied zum nächsten deckungsgleich sind.«[65]

Kinder und Enkelkinder können auf diese Art zu Gefäßen für unverarbeitete Eindrücke, für das Leid früherer Generationen sowie für Schuld und Verantwortung werden.

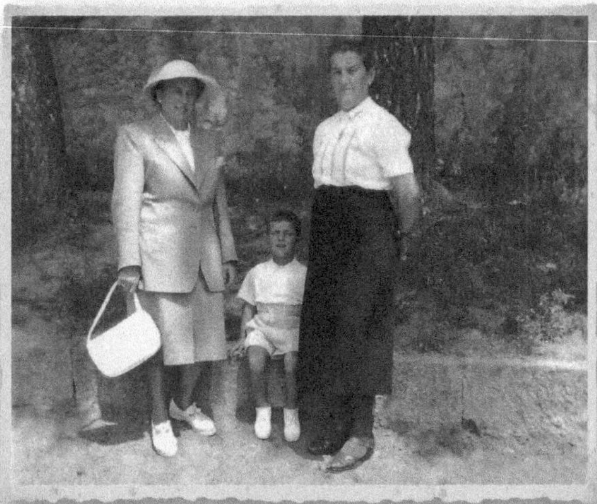

Oben: Alexander mit seiner leiblichen Mutter (links) und seiner Pflegemutter.
Unten: Alexander im Jahr 1953

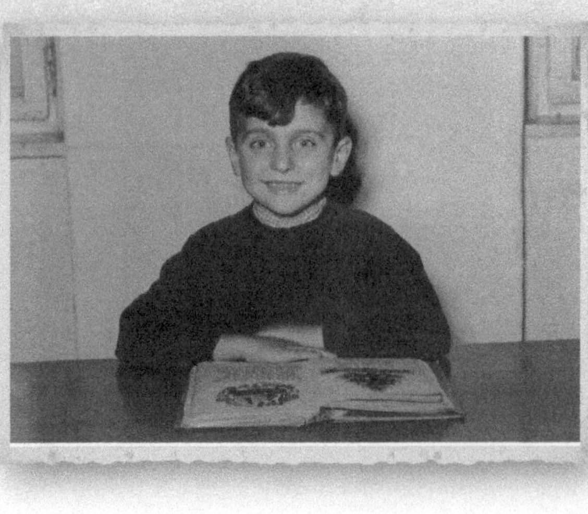

»Ich hatte noch nicht begriffen, dass man im Leben viele Tode sterben muss, um leben zu können«

ALEXANDER METZ, GEBOREN 1946

Abwesende Personen genießen den Vorteil, dass sie leicht glorifiziert werden können. Alle Sehnsüchte, alle Wünsche lassen sich in diese Person, die wir zu kennen glauben, hineinprojizieren. Widerspruch ist nicht zu erwarten, denn diese Person bleibt unbekannt und nicht greifbar. Ein Füllhorn für die Legendenbildung. Wir können ungebremst unser eigenes Wunschbild in schillernden Farbpaletten auskleiden. Wir lassen die unbekannte Person leuchten, wir schütten ihr gedanklich unser Herz aus. Unglücklich Verliebte kennen diese Symptome, die sich dem Verstand entziehen. Auch Kinder, die sich in ihrer lebhaften Fantasie imstande fühlen, ganze Welten neu zu gestalten und ihre Wunschperson darin passend zu platzieren, als lieben Menschen, an den man sich jederzeit anschmiegen kann, wie es sich nur eine junge Seele erträumt.

So erging es auch Alexander Metz, der wie die anderen Erzählerinnen und Erzähler in diesem Buch ohne Vater aufwuchs.

Über seine Sehnsucht nach diesem Unbekannten hat er selbst einen Text geschrieben:

Der Traumvater

Junge, wenn du keinen Vater hast, wer soll dich lehren, wie du
aus einem Weidenzweig eine Pfeife schnitzt?
einen Drachen fliegen lässt?
dich auf dein Fahrrad schwingst?
ein Zelt baust?
einen Stein weiter wirfst als jeder deiner Freunde?
mit dem Kopf voran vom Dreimeterbrett springst?
aus Stock, Schnur und Nagel eine Angel fertigst?
einen Kieselstein über das Wasser hüpfen lässt?
ein Lagerfeuer entfachst?
deinen ersten Bart rasierst?
einer Frau, die du liebst, später einmal deine Liebe zeigen
kannst?
Junge, wenn du keinen Vater hast, wer soll
mit dir balgen und dich auf der Schulter tragen?
dich in den Arm nehmen, wenn Angst dich befällt?
dich aufrichten, wenn du dich schwach und als Verlierer fühlst?
all die Fragen beantworten, die dein Herz bewegen?
dich beim ersten Liebeskummer trösten?
dir zeigen, dass Verlieren keine Schande ist, sondern eine
Chance besser zu werden?
dir sagen, dass er dich lieb hat, an dich glaubt, und der dich
einmal mit Stolz in die Welt entlässt?

Junge, vielleicht aber brauchst du einen Vater auch nur dazu,
um zu erfahren und zu wissen, wie du einmal nicht werden
möchtest.[66]

Dies sind die Zeilen eines Erwachsenen, der seine Kindheit noch lebhaft fühlt. Alexander Metz wuchs in der Kleinstadt Cham im Bayrischen Wald auf. Gleich nach seiner Geburt wurde er von seiner leiblichen Mutter Therese an eine Pflegemutter übergeben. Er fand sich in der fordernden Situation wieder, gleich zwei Mütter in seinem jungen Leben zu wissen. Seine Pflegemutter Maria Brunner nannte er Mama. Seine leibliche Mutter, Therese Metz, nannte er Mutti, um für sich schon als Kind einen Unterschied zu markieren. Seine Mama kümmerte sich um seinen Alltag und sein Gedeihen. Mutti schickte Pakete und besuchte ihren Sohn ein paar Mal im Jahr. Bei allen Beteiligten lösten diese Besuchstage eine innere Anspannung aus. Alexander wurde herausgeputzt, auch seine Pflegemutter trug ihre besten Kleider. Alles für den schönen Schein.

Therese hatte sich nicht in der Lage gefühlt, ihrem Sohn Alexander als Mutter Tag und Nacht beizustehen. Die Herkunft des Jungen musste verschleiert werden. Sein Vater war ein Zwangsarbeiter aus Jugoslawien, Alexander somit in diesen Zeiten ein »Kind des Feindes« und eine Schande, doch von den genauen Umständen seiner Geburt erfuhr Alexander erst im Alter von 35 Jahren, als seine leibliche Mutter verstarb.

Von 1946 bis 1955 entsprach Cham dem Bild einer kleinen und ärmlichen Stadt im Bayern der Nachkriegszeit. Passenderweise wurde die Stadt 1959 zur Kulisse für den Antikriegsfilm *Die Brücke* von Bernhard Wicki. Nach Kriegsende wurden in den Häusern und Wohnungen Flüchtlinge aus dem Osten zwangseinquartiert. Arbeitslosigkeit, Hunger, Entbehrung und Tod bestimmten den Alltag dieser Zeit. In den Köpfen und Herzen der Menschen lebten noch die alten Werte und Ressentiments, diktiert von Staat und Kirche. Alexanders Pflegemutter konnte etwas Geld gut gebrauchen: Sie hatte bereits zwei leibliche Söhne, beide arbeitslos zu dieser Zeit. Sie bekam 60 Mark im Monat, um das Kind in bescheidenen Verhältnissen großzuziehen. Obwohl sie streng war, hing Alexanders Herz an ihr.

Ab 1952 besuchte Alexander die katholische Knabenvolksschule in Cham. Er lernte Lesen und Schreiben mit Schiefertafel, Griffel, Schwamm, Tafellappen und Setzkasten. Im Keller gab es den Karzer für böse Buben, also eine Arrestzelle. Das Aufwachsen in einer bayrischen, katholisch geprägten Kleinstadt in den Nachkriegsjahren erzählt er in seinem ersten Buch *So war's und ned anders: Der versteckte Bua*.[67] »Nach dem Erscheinen des ersten Buches haben mich Leser gefragt, warum ich mich nach so langer Zeit an so viele Details erinnern kann. Ich denke, es lag daran, dass ich mir in meiner Isolation wirklich jede Kleinigkeit gemerkt habe. Weil ich versteckt wurde, habe ich besonders gut aufgepasst«, so erzählt Alexander im Gespräch.

Der Grund für das erste Buch sei gewesen, die Nachkriegsjahre zu schildern, auch um zu zeigen, dass wir heute eigentlich in einer guten Zeit leben:

> »In meiner Kindheit war es eine Katastrophe, eine Frau zu sein. Eine Frau mit einem unehelichen Kind war gesellschaftlich unterste Stufe, eine Geschiedene eine Katastrophe. Eine Flüchtlingsfrau mit einem unehelichen Kind und eventuell noch protestantisch, die konnte sich gleich erschießen. Diese Verhältnisse kann man sich heute gar nicht mehr vorstellen. Dabei sind diese Zeiten noch gar nicht so lange her. Uns wurde erzählt, die evangelische Kirche sei der Hort des Teufels, unfassbar.«

Seine Pflegemutter war verheiratet mit einem Säufer und Schläger, sie hatte sich scheiden lassen. In diesen Zeiten eine mutige Entscheidung. Obwohl sie katholisch, sozial engagiert und fromm war, durfte sie nicht zur Kommunion gehen, um den »Leib Christi« zu empfangen. Zur Beichte dagegen durfte sie. Während der Gottesdienste suchte sie sich verschämt einen Platz ganz hinten auf der Empore.

Alexander nahm als Kind die Diskriminierung seiner Pflegemutter sehr wohl wahr. Zugleich bekam er die eigene Diskriminierung schmerzhaft zu spüren, da er als unehelich geborenes Kind als Schandfleck einer angesehenen Landshuter Familie galt. Wenn er die Ferien bei seinen Tanten in Landshut verbrachte, musste er still in einem Zimmer bleiben, wenn Verwandte und Bekannte zu Besuch kamen. Sie sollten nichts von seiner Existenz mitbekommen. Später fand er heraus, dass er bereits als Ungeborenes versteckt wurde. Seine Mutter vertuschte ihre Schwangerschaft. Zur heimlichen Hausgeburt fuhr sie von Landshut nach Cham, um im Zimmer ihrer Schwester das Baby auf die Welt zu bringen. Die Hebamme vermittelte ihr die Pflegemutter.

Von einer seiner Tanten erfuhr Alexander später, dass seine Mutter das ungeborene Baby »wegmachen lassen« wollte, doch der Arzt habe abgeraten, die Schwangerschaft war zu weit fortgeschritten. Sie war bereits im vierten oder fünften Monat schwanger. Alexander sagt, die Eröffnung, dass er abgetrieben werden sollte, habe ihn wie ein Peitschenhieb getroffen. Wie denkt er heute darüber?

»Mir ist klar geworden, dass ich ein Beweis einer verbotenen Liebe war und wie gefährlich es für Frauen in dieser Zeit war, einen Zwangsarbeiter zu lieben. Während eines Seminars zu diesem Thema 2024 stand unsere Gruppe vor einem Grab, in dem eine Bauerntochter und ein Zwangsarbeiter aus Polen lagen. Da sie das

Kind des ›Feindes‹ empfangen hatte, wurde sie in ein KZ gesteckt und kam dort ums Leben. Der Zwangsarbeiter wurde öffentlich erhängt. Meine Mutter hat also möglicherweise ihr Bestes gegeben, um sich und mich zu beschützen. Dennoch konnte ich sie nie mit Mutter oder Mama ansprechen, das kam mir nicht über die Zunge. Als Erwachsener nannte ich sie Resi oder Reserl. Auf einer freundschaftlichen Ebene verstanden wir uns gut. Doch nicht in der Form einer liebevollen Mutter-Sohn-Beziehung.«

Am Tag seiner Erstkommunion im Frühling 1955 erfuhr Alexander, dass er von seiner geliebten Pflegemutter weg sollte, um das Internat der Regensburger Domspatzen zu besuchen. Seine Mutter und seine kinderlose Tante Maja setzten alles in Bewegung, damit aus diesem Jungen etwas werden sollte. Er bekam Gesangsunterricht, lernte Violine und zeigte großes musikalisches Talent. Die Prüfungen waren streng, doch er bestand alle. Besonders seine Sopranstimme gefiel der Schulleitung. Er wurde aufgenommen. In seinem zweiten Buch *Der zerbrochene Engel* erzählt er aus den Jahren 1955 bis 1966 und über die Zeit bei den Regensburger Domspatzen.[68] Eine Zeit, die von Angst geprägt war. Angst, einen falschen Ton anzuschlagen. Angst, bei den lateinischen Messgebeten eine Zeile zu vergessen oder aus Versehen eine Sünde zu begehen, für die man hart bestraft wurde. Alexander litt an starkem Heimweh. Er sehnte sich nach seiner Pflegemutter, zu der er keinen Kontakt haben durfte. Hinzu kam die Sehnsucht nach einem Vater, der ihn vor allen Ungerechtigkeiten beschützen und erlösen würde.

Eine Spur nach Jugoslawien

Schon Anfang der 1980er-Jahre hatte er sich auf den Weg gemacht, um seinen Vater zu finden. Seine Tante Maja war es, die ihm erzählte, dass sein Vater ein Kriegsgefangener war und im Lager Stalag bei Moosburg als Zwangsarbeiter eingesetzt wurde, bevor er zusammen mit einem anderen Jugoslawen zum Einsatz in das Landshuter Brauhaus kam. Hier arbeitete Therese Metz im Familienbetrieb. Die zwei Jugoslawen unterstanden der Aufsicht des Braumeisters. »Einer von den Zweien muss dein Vater sein«, sagte Maja. Sie erinnerte sich daran, wie der Braumeister ihr einmal hämisch lachend ein Foto gezeigt habe: Therese und einer der Jugoslawen vor einem Feld. Das Korn im Hintergrund war sichtbar eingedrückt. Genau dort hätte das Liebespaar vorher zusammen gelegen, lästerte der Braumeister. Maja war diese Bemerkung damals furchtbar peinlich, sie schämte sich für ihre Schwester. Doch sie erinnerte sich auch den Vornamen des Jugoslawen: Wlado oder Vlado. Nach Kriegsende sei er verschwunden und habe Therese unglücklich und schwanger zurückgelassen.

Alexander versuchte, dieses Foto seiner Eltern vor dem Feld zu finden. Eine ehemalige Brauerei-Angestellte half ihm. Tatsächlich hatten die Nachfahren des damaligen Braumeisters zwei andere Fotos aus dem Mai 1945 aufbewahrt, in Schwarz-Weiß, mit gezacktem Rand, zwei Männer vor einem Gartenzaun: »Einer der strammen Männer, der auf beiden Fotos auf der rechten Seite zu sehen war und kniehohe Stiefel trug, erinnerte mich an ein Bundeswehrfoto von mir. Die Haare, die Kopfform, die Statur, die Haltung! Welche Ähnlichkeit! Ich glaubte, mich selbst wiederzuerkennen.« Alexander dachte, endlich seinen Vater identifiziert zu haben. Der sah exakt so aus, wie er ihn sich als Kind ausgemalt hatte. 1945 war er ungefähr 35 Jahre alt. Ob er noch lebte?

1981 verstarb Alexanders Mutter. Auch die Tanten, die ihn umsorgt und zugleich erdrückt hatten, waren tot. Seine Pflegemutter, die Mama, war bereits 1970 verstorben. Er fühlte sich allein. Nun konnte er sein Vaterbild mit weiteren Nuancen ausmalen. Er träumte von einer großen Familie. Vielleicht existierten Halbgeschwister, irgendwo in Jugoslawien? Über hartnäckige Nachfragen bei den Nachkommen des damaligen Braumeisters in Landshut bekam er den Nachnamen des Vaters heraus: Novokmet. Er wandte sich an die Deutsche Dienststelle für die Benachrichtigung der nächsten Angehörigen von Gefallenen und an den Suchdienst des Roten Kreuzes. Sie konnten keine Auskunft geben, empfahlen ihm das Internationale Komitee vom Roten Kreuz in Genf. Auch hier keine Hilfe. Auch das jugoslawische Rote Kreuz schrieb er an. Im Laufe der Suche bekam er mit, dass der Name Novokmet in Jugoslawien sehr weit verbreitet war. Auf Deutsch bedeutet er »Neubauer«. Alexander konsultierte sogar Geisterseher und ließ den Wohnort des Vaters mit einem Pendel einkreisen. Daraufhin blättere er im damaligen Telegrafenamt beim Münchener Hauptbahnhof in jugoslawischen Telefonbüchern gezielt nach Adressen im heutigen Kosovo, die den Namen Novokmet trugen. An Internet-Suchmaschinen oder digitale Datenbanken war in den frühen Achtzigerjahren noch nicht zu denken. Er fand vier Novokmets, denen er Suchbriefe sandte.

Und tatsächlich hatte er Glück: Nach einiger Zeit antwortete ein Neffe seines Vaters. Er wolle ein Treffen arrangieren. Dieses Ereignis will ich kurzhalten: Ein Desaster. Alexander wurde nach einer anstrengenden Suche in einem Dorf im Kosovo vor dem Haus von seinem Vater abgewiesen. Vlado verhielt sich feindselig und stritt jede mögliche Verbindung zu Deutschland lautstark ab. Der Sohn flüchtete aus dieser Behausung.

Sei für andere das, was du dir selbst wünschst

»Ich hatte noch nicht begriffen, dass man im Leben viele Tode sterben muss, um leben zu können. Weg, nur weg von hier. Mit Vollgas raste ich über die Landstraße.«[69] Solch einen Vater konnte er sich sparen. In diesen Minuten der Begegnung hatten sich alle Hoffnungen aus Kinderträumen erledigt. Zugleich stieg eine neue Vision empor. Kurze Zeit vorher hatte er eine junge Frau kennengelernt. Der Vater ihres zweijährigen Sohnes, der ebenfalls Alexander hieß, war verstorben. Der Junge, der noch nicht richtig sprechen konnte, nannte sich selbst »Slanger«, auch Alexander wurde von ihm so bezeichnet. Der spürte eine Berufung. Er war sehr verliebt in Sabine und der Wunsch, ihrem Sohn ein guter Vater zu sein, wurde übermächtig. Im Gespräch erzählt er mir, dass ihm jahrelang immer wieder das Bild einer jungen, dunkelhaarigen Frau mit einem kleinen Kind an der Hand erschienen sei. Dieses Bild habe er sich nicht ausgedacht, er hatte es präsent vor Augen, nachts im Traum und auch zwischendurch am Tag. Wie eine Vision. Als er Sabine auf einer Party begegnete, stand er der Frau aus seiner Fantasie auf einmal in der Realität gegenüber. Er schreibt:

> »Als ich nach dem Zusammentreffen mit meinem Vater nach Hause zurückkehrte, war ich ein neuer, ein anderer Mensch. Ich kannte nun meinen Weg. Ich suchte nicht länger mehr den Vater in einer anderen Person, sondern begann das Prinzip Vater selbst zu leben.

Ich ließ es einfach zu, ließ es geschehen. Ich wurde Vater des kleinen Slanger. Ihn adoptierte ich an dem Tag, an dem Sabine und ich uns auf dem Standesamt das Ja-Wort gaben. Es war sein Wunsch, dass ich sein Vater werde, als er mich eines Tages frei heraus Papi nannte. Und es war auch sein Wunsch, meinen Namen zu tragen. Er war auf dem Standesamt mit dabei. Mit seiner Gigi, der kleinen, zerrupften Stoffgiraffe. Nicht nur meine Braut bekam einen Blumenstrauß, auch der kleine Slanger erhielt ein Blumensträußchen, das er stolz vor sich hertrug. Sabine schenkte mir noch einen zweiten Sohn, Roman. Ihm durfte ich von Anfang an Vater sein.«[70]

Alexander war zu dieser Zeit schon beruflich erfolgreich. Er hatte studiert, wurde EDV-Spezialist und Führungskraft. Fünf Jahre nach der Begegnung mit seinem Vater erhielt er 1987 einen Brief aus Jugoslawien, geschrieben von seiner Halbschwester Zorica. Sie teilte ihm mit, dass der gemeinsame Vater verstorben sei. Ihre Zeilen in der Übersetzung:

»Einige Stunden vor seinem Tod gab er mir einen Zettel mit Deiner Adresse und so hat er endlich eingestanden, dass Du sein Sohn und damit unser Bruder bist. All die Jahre nach dem Zweiten Weltkrieg durften wir den Vater über Dich nichts fragen. Er war sehr streng und wollte darüber nicht sprechen. Aus der Erzählung meiner Mutter, die mittlerweile auch gestorben ist, wusste ich, dass Du hier in Jugoslawien bei ihm warst, dass Du uns ähnlich bist, aber auch, dass der Vater zu Dir so grob war. Mir ist heute noch unverständlich, warum er sich Dir gegenüber so benommen hat. Meine, nunmehr auch Deine Geschwister und ich hier, wir sind da ganz anderer Ansicht: Du bist und bleibst unser Bruder und wir möchten mit Dir dauernd in Verbindung sein. Du hast hier nicht nur mich, sondern auch noch drei Schwestern und drei Brüder. Wir sieben sind alle

verheiratet und haben Familien. Unser unsagbarer Wunsch ist, Dich und all die Deinen kennenzulernen, wenn Du dazu Lust hast. Wir laden Dich und die Deinen hiermit herzlichst ein. Bitte schreib uns über Dich und Deine Familie! Im nächsten Brief oder noch viel besser, bei unserem Treffen hier bei uns werden wir ausführlich über alles sprechen. Dieses Schreiben sollte nur ein erster Kontakt sein.
Dich und die Deinigen, uns Lieben, aber leider Unbekannten, grüßen wir von Herzen.
Deine Schwester Zorica aus Kragujevac«[71]

Alexander Metz wusste nun mit Sicherheit, dass Vlado Novokmet sein leiblicher Vater war. Als Zusatzgeschenk hatte er nun vier Schwestern und drei Brüder bekommen. Sein Wunsch nach einer großen Familie hatte sich erfüllt, wenn auch verspätet und ganz anders als erwartet. Den Kontakt zu Zorica hielt er über Jahre mit Briefen aufrecht, doch hatte er kein großes Bedürfnis, die Familie seines Erzeugers in Kroatien kennenzulernen, obwohl Zorica darauf hoffte. Eines Tages schrieb sie ihm:

»Es ist sehr schwer, wenn es dir im Allgemeinen gut geht, du aber andrerseits zwei taubstumme Töchter hast. Es tut noch immer weh, und ich glaube, ich bin diejenige, die für Vaters Sünde büßen muss, weil er zu Lebzeiten nicht zugeben wollte, dass er noch einen Sohn in Deutschland hat. Lieber Bruder, verstehe mich nicht falsch, aber es ist für mich sehr schwer, das Opfer meines Vaters zu sein. Wenn Du meine Töchter einmal selbst sehen wirst, wirst Du meinen Schmerz verstehen können.«[72]

Bei allem Mitgefühl weckte auch dieses Schreiben bei Alexander keinen Wunsch, nach Jugoslawien zu reisen. Das Thema »Vater« und alles, was daran hing, war für ihn abgeschlossen. Bis er einen Aha-Moment erlebte:

> »Er (Vlado) und seine Familie waren gläubige Serben. Ihre Identität war stark vom orthodoxen Christentum geprägt. Kein Wunder, dass Zorica die Behinderung ihrer Töchter als Strafe Gottes auslegte. Dass an solchen Erwägungen etwas Wahres sein könnte, wurde mir erst bewusst, als ich 1997 ein Seminar für Führungskräfte bei Wolf Büntig besuchte. Er war einer der ersten, der die Körperpsychotherapie, besonders die Bioenergetik, von den USA nach Deutschland brachte und praktizierte. Bei den Familienaufstellungen fiel es mir wie Schuppen von den Augen. Ich erkannte, dass tabuisierte Themen und Personen innerhalb einer Familie wie Gespenster wirken können. Sie wollen wie Traumata entdeckt, gehoben und erlöst werden. Sollte ich nicht doch meine Angehörigen in Jugoslawien besuchen, ihnen damit mein Wohlwollen zeigen, den Bann brechen? Ich würde zwar mit meinem Erscheinen den Töchtern Zoricas nicht Hören und Sprechen schenken können, aber vielleicht ein wenig Frieden in die Familie tragen.«

Der Jugoslawien-Krieg bremste diesen Wunsch vorerst aus. Erst 2001 flog Alexander Metz mit seinem Sohn Roman von München nach Belgrad. Eine Bekannte mit serbischen Wurzeln und Sprachkenntnissen holte Vater und Sohn am Flughafen ab und fuhr sie nach Kragujevac. Er beschreibt dieses erste Zusammentreffen so: »Noch nie im Leben hatte ich einen so herzlichen Empfang erfahren. Noch nie vorher wurde ich von so vielen Männern und Frauen auf einmal umarmt, gedrückt und geküsst.«[73] Cousinen, Nichten, Neffen, Schwestern, Schwager. Seine drei Brüder waren bereits verstorben, wie er erfuhr. Auf einmal wurde er wie ein Teil einer Großfamilie behandelt.

Ein neues, ein zwiespältiges Gefühl. Alexander erfuhr viele gute Dinge über seinen Vater: dass er gut singen und kochen konnte, dass er ein strenger und doch fürsorglicher Vater gewesen sei. Eloquent, gebildet, beliebt. Gewisse Lebensphasen hatte Vlado im Dunkeln belassen. Die Familie wusste nur, dass er im Zweiten Weltkrieg an der albanischen Grenze von Italienern gefangen genommen und nach Italien in ein KZ gebracht wurde. Er hatte erwähnt, dass er dort gefoltert worden sei. 1944 wurde er nach Deutschland transportiert. Von seinem Kriegskameraden, mit dem er im Landshuter Brauhaus arbeitete, hatte er nie etwas erzählt. Ebenso wenig wie von dem Verhältnis zu Therese Metz. Vlado Novokmet starb 1987. Er wurde 80 Jahre alt.

Was die Eltern nicht schafften, das regelt die nächste oder die übernächste Generation. So mein Gedanke, als ich den Brief der Schwester Zorica an Alexander gelesen hatte. Sie hatte ihm eine Brücke zu einem unbekannten Teil seiner Familie gebaut. Er fühlte sich anfangs nicht wohl in dieser neuen Verbindung. Sein Vater-Kapitel war abgeschlossen, dessen offene Ablehnung und Feindseligkeit hatten ihm keine andere Wahl gelassen.

Wie war er mit dieser Wiederholung und Steigerung des aus der Kindheit wohlvertrauten Gefühls der Unerwünschtheit umgegangen? Er wandelte seine innere Verletzung in eine sinnstiftende Aufgabe um. In den Willen, selbst ein guter Vater zu werden. So einer, wie er ihn sich selbst früher erträumt hatte. Also adoptierte er den Jungen, dessen Vater verstorben war. Der selbst immer eine Sehnsucht nach dem unbekannten Vater in sich tragen wird. Alexander Metz versuchte, diese Lücke im Leben des kleinen Jungen so gut wie möglich auszufüllen, ihm jede Liebe zu schenken: »Wir waren ein Herz und eine Seele, bis Alexander in die Pubertät kam. Dann fühlte er sich als Verräter am eigenen

Vater, weil er mich liebte. Mit diesen Gefühlen muss man sich auseinandersetzen.«

Um herauszufinden, ob das Vater-Sohn-Thema heute noch gesamtgesellschaftlich eine Rolle spielt, in einer Zeit, in der die verschiedensten Familienmodelle straflos gelebt werden können, nahm er 2024 an einem Männerkongress in Berlin teil, der die emotionale Beziehung zum Vater in den Mittelpunkt rückte. Alexander stellte fest: Es gibt noch immer viele Menschen, die sich nach einer stabilen Bindung zum eigenen Vater sehnen. Alle 300 Männer auf diesem Kongress waren in dieses Thema verstrickt. Er begann, seine Geschichte offener zu erzählen, in der Hoffnung, dass das auch andere ermutigen könnte. Ewig gekränkt bleiben, das helfe ja niemandem. Stattdessen: In den Austausch gehen, anderen helfen, dankbar bleiben. Das gilt für ihn heute auch im Hinblick auf seine Mutter: »Ich müsste jeden Tag auf Knien zur Schwarzen Madonna nach Altötting rutschen, um ihr zu danken, dass mein Leben genau so verlaufen ist.«

Alexander hat seine Sehnsucht nach Verbindung in etwas Gutes verwandelt, er hatte beschlossen, selbst für andere da zu sein. Jahrelang half er ehrenamtlich in einem Pflegeheim für Demenzkranke, organisierte Konzerte oder sang gemeinsam mit den Menschen dort. »Vor allem habe ich diese Menschen in den Arm genommen, damit sie sich angenommen fühlen, das kam von Herzen.« Außerdem unterrichtete er fünfzig Jahre lang Yoga. Er begann damit, als Yoga in der westlichen Welt noch lange nicht so selbstverständlich verbreitet war wie heute, für ihn war es wie eine Therapie:

> »1972 bin ich durch einen Kollegen und guten Freund zum Yoga gekommen. Ich hatte auch vorher bereits Yoga und Meditation praktiziert, doch nun begann die Vertiefung. Bis 1979 verbrachte ich

jedes Jahr mindestens zwei Wochen in der Schweiz in der Yogaschule in Ponte Tresa im Tessin von Elisabeth Haich und Selvarajan Yesudian. Elisabeth war eine großartige, tiefsinnige Frau und Lehrerin. Erst durch sie habe ich das Neue Testament aus dem Innersten heraus verstanden und gelernt: Du musst selber etwas dafür tun, damit es dir gut geht. Das kann niemand anderes übernehmen. Was du in einem anderen Menschen suchst, musst du in dir selbst finden. Yoga ist ein Weg zu dieser Erkenntnis. Auf einer geistig-spirituellen Ebene sind wir Menschen alle miteinander verbunden. Jeder Mensch kann mir Vater, Mutter, Bruder oder Schwester sein und umgekehrt.«

Nachwort

Man hätte dieses Buch gewiss in einer anderen Tonart formulieren können. Tiefschwarz in der Erinnerung, mahnend an diese düsteren Zeiten. Doch das hätte nicht der Wahrnehmung dieser Protagonisten entsprochen: Zweifelsohne hatten diese damals »unerwünschten« Kinder keine leichten Startbedingungen in ihr Leben. Doch sie fanden Mittel und Wege, trotzdem zu gedeihen. In unseren Interviews haben wir viel gelacht, schwarze Witze gerissen, dazwischen kamen natürlich auch nachdenkliche Gesprächspausen vor, in denen ich kurz dachte »Oh je, gleich weint jemand.« Entweder das Gegenüber oder ich selbst. Doch überwiegend habe ich während des Zuhörens innerlich gejubelt: Diese einstmals diskriminierten Kinder haben es geschafft. Sie wurden erwachsen, gründeten ihre eigenen Familien, sie freuen sich an ihren Kindern und Enkeln. Sie blicken mit Langmut auf ihre eigenen, schweigsamen Eltern.

Welch ein Triumph der Willenskraft, der Menschlichkeit. Für mich ein Lichtblick in diesem Jahr 2025, in dem Kriege, Massaker und menschliche Tragödien täglich die Nachrichten fluten. Eine neue Normalität? Zwischenzeitlich war ich froh, mich mit der Vergangenheit, mit den Überlebenden und ihren Stärken beschäftigen zu können. Ich kehrte dem Heute den Rücken zu, mit dem Willen, das Gute auch im Schrecklichem zu entdecken, das Optimistische, das Wachsen und Werden trotz aller Widrigkeiten zu würdigen. Niemandem nutzt es, wenn wir in einem emotionalen Jammertal herumtapern, während sich immer mehr Schlamm von gestern an die Stiefel anheftet. Geht es nicht vielmehr darum, künftige Generationen zu stärken und zu befähigen, aus den Fehlern der Vorfahren zu lernen? Ein Weg zum Lernen und zum Verständnis führt über die erzählten Geschichten. Reine Fakten und Opferzahlen schockieren, doch berühren sie uns auch? Es sind die individuellen Geschichten, die das Herz treffen. Persönliche Schicksale, in denen sich die Weltgeschichte spiegelt.

Die Lebensgeschichten in diesem Buch betrachte ich als Geschenk. Manchmal reicht es, wenn wir aus dem persönlichen Umfeld etwas erzählt bekommen und diese Botschaft schlicht weitergeben. Damit erhält der Empfänger der Botschaft die Chance, sich auch näher mit der eigenen Herkunft zu beschäftigen, sei es Jahre oder Jahrzehnte später. Was für wundervolle Menschen, die in diesem Buch ihre Geschichte erzählen, ob irrwitzig, tieftraurig oder gar romantisch. Voller Bewunderung bin ich für diese »meine« Protagonisten. Für ihre Würde, ihre Offenheit, ihre Reflexionsfähigkeit und emotionale Tiefe. Für ihren Humor, trotz der fordernden Umstände in ihren Lebenswegen. Jeder Anruf, jedes Interview oder der Austausch per Mail fühlte sich achtsam, dankbar und reichhaltig an. Im Laufe der Recherche hatte ich das Gefühl, mit diesen Menschen zusammenzuwachsen. Mit Meggie und Marianne zu reden, fühlte sich an, wie mit ihnen am Küchentisch zu sitzen. Beide wohnen zufällig in der gleichen Stadt, in Bonn. Sie kennen sich sogar, was ich vorab nicht wusste. In meiner Vorstellung besuchen sie Kunst-Ausstellungen, streifen durch Museen, hören Uni-Vorträge, trinken wirklich ab und zu eine Tasse Tee oder Kaffee miteinander und verspeisen hoffentlich eine kalorienreiche Sahnetorte dazu. Mit Arne habe ich gedanklich nach seinem Bundesverdienstkreuz gesucht, irgendwo in einem Karton in seinem Keller. Dass diese Auszeichnung für ihn keine Rolle spielt, sorgte bei mir für ein vergnügtes Lachen. Bei ihm auch. Während der Recherche zog Arne zurück nach Kopenhagen um, genau in den Stadtteil Østerbro, in dem er als Kind ohne Vater aufwuchs. Er will es heute besser machen, als er es in der Kindheit selbst erlebte. Er will ein guter Vater und Großvater sein. Trotz oder wegen seiner 79 Jahre wirkt er bewundernswert aktiv und hellwach. Mit Jack-Peter hätte ich gerne die Draisinenfahrt mitgemacht, bei der ich ihn einmal zufällig am Telefon erwischt hatte. Trotzdem nahm er das Gespräch an. Lautes Scheppern im Hintergrund und doch verstanden wir uns. Sehr gerne habe ich auch die munteren Anrufe von Ton Maas aus Eindhoven in den Niederlanden angenommen, wenn er mir von den eng geschriebenen Notizen seines Vaters und den Jahren 1943 bis 1945 in Berlin erzählte, der besten Zeit im Leben seines Vaters. Kees Maas sprang verliebt aus einem fahrenden Zug ab, in der Nähe der Orte, in denen ich aufwuchs. Die Landschaft, die gesamte Szenerie, konnte ich im Gespräch vor mir sehen, wie Film-Sequenzen in Sepia aus einem Blockbuster. Alexander bringt mich zum Schmunzeln, als er mich im Gespräch auf seinen bevorstehenden Thailand-Urlaub hinweist und das gute WLAN dort betont. Selbst beim Joggen im Urwald sei er stets erreichbar. Forsch und jugendlich wirkt er auf mich. Wenn ich an Thailand denke, sehe ich mich eher in einer gemütlichen Hängematte, niemals beim Joggen in hoher Luftfeuchtigkeit und ebensolchen Temperaturen. Wie erstaunlich. Alexander ist 79 Jahre alt und klingt wie ein junger Mann. Robust und resilient.

Die Wege aus dem Gestern und dem Heute kreuzen und überlagern sich. Wir laufen immerzu über einen Boden voller Geschichte und Geschichten. Vor uns waren andere da. Wie wichtig es doch ist, die kollektive und die individuelle Geschichte zu kennen. Sie wirkt nach, über Generationen.

Auch an mir ging die Arbeit am Buch nicht spurlos vorüber. Am Anfang dachte ich: »Dieses Thema ist bislang kaum medial beleuchtet und gleichzeitig habe ich selbst so gar nichts damit zu tun, kann also herrlich neutral an die Arbeit gehen.« Aber im Prozess des Schreibens vertieften sich die Gespräche mit Freunden, alle geboren in den 1970ern. Wir bemerkten Gemeinsamkeiten. Die Risse in unseren Familien. Kontaktabbrüche, Geheimnisse. Das Schweigen der Eltern. Nicht ganz neu. Wir ahnten oder wussten schon lange um diese Untiefen, aber nun gab es eventuell eine Erklärung und wir wurden aktiv, um diese emotionale Unerreichbarkeit der eigenen Eltern besser zu verstehen. Die Kälte der Nachkriegsgeneration. Unsere Gewalterfahrungen aus der Kindheit, die immer noch als akzeptierter Teil von Erziehung angesehen wurden. Unser teils zynischer, teils heiterer Umgang damit. Zum Beispiel wurden die Köpfe der hölzernen Kochlöffel, die durch Prügel abgebrochen waren, in einer Schublade gesammelt und mit bunten, lustigen Grimassen verziert. Auch eine Form der Bewältigung.

Im Bekanntenkreis teilen wir Links, Podcasts, Kontakte. Wir graben nun etwas tiefer, auf unterschiedlichen Wegen. Ich nehme wahr, dass wir unser emotionales Erbe intensiver durchforsten könnten und sollten. Eine Bekannte meldet sich zu einem »Kriegsenkel-Workshop« an, um mehr über ihre – ihr selbst rätselhafte – Seelenlage herauszufinden. Ein anderer erinnert sich an einen im Zweiten Weltkrieg verschollenen Großvater, über den nie gesprochen wurde. Nun will er nochmal bei seinem betagten Vater nachfragen. Ein Anfang. Eine Kollegin erzählt mir von ihrer Großmutter, die immerhin das Alter von 100 Jahren erreicht hatte und sich in den Erzählungen ihrer letzten Lebensjahre immer noch als junge Frau sah, die als Arzthelferin arbeitete. Ihr Leben war hell, bis die Russen kamen und sie von jetzt auf gleich fliehen musste und ihr altes Leben verloren ging. Mir fällt ein Gespräch mit einer Dame, Jahrgang 1937, ein. Sie wuchs in Kolberg an der Ostsee auf. In ihrer Erinnerung ein Idyll, »bis auf einmal die Front genau hinter dem Haus stand«. Sie mussten sofort fliehen, überhastet, ohne jeden Besitz. Dieses zweistündige Gespräch hatte ich vor mehr als zehn Jahren spontan aufgezeichnet, für ihre Kinder und Enkel, weil ich ihre Schilderung, die Details und ihre humorvolle Erzählung so packend fand. Ihre Mutter, mit zwei kleinen Mädchen an der Hand, entschied sich, nicht in einen rettenden Zug nach München einzusteigen: »Nö, nach Bayern fahr ich nicht!« Stur und unter Lebensgefahr wartete sie auf den nächsten Zug. Glücklicherweise traf er irgendwann ein und brachte die junge Mutter und ihre zwei Mädchen, sowie Hunderte andere Flüchtlinge, aus dem Osten bis nach Hamburg. Ich war erstaunt, wie detailreich sie sich erinnern konnte. Genau genommen war diese sekundenschnelle, intuitive Entscheidung ihrer Mutter aus dem Jahr 1945 – bloß nicht nach Bayern! – der Grund dafür, dass mein Sohn existiert. Seinen Vater, ihren Sohn, lernte ich eben nicht in Bayern, sondern in Hamburg kennen. Zufall oder Schicksal? Manchmal überrollt und überrascht uns die Vergangenheit mit all ihren unsichtbaren Fäden in unserer leicht gelebten Gegenwart.

Als Journalistin gehe ich an jedes Thema nüchtern und sachlich heran. Wer, was, wann, wo, wie viele und warum? Ebenso aufgeräumt und rational begann ich dieses Buch: Welche Geschichten will ich erzählen? Mit wem und für wen? Ich freute mich auf die sachliche Recherche. Im Laufe der Gespräche mit den Protagonisten und je länger die Schreibarbeit dauerte, spürte ich körperlich, dass mich diese Aufgabe mehr vereinnahmte, als ich geahnt hatte. Ich verlor Gewicht, der Appetit ging gegen Null. Eine Freundin meinte: »Ist doch kein Wunder. Bei diesem

Thema dreht sich doch bei jedem der Magen um.« Eine erklärbare körperliche Reaktion auf die Erkenntnis, was Menschen sich gegenseitig antun können. Mütter und Väter gegenüber ihren Kindern. Oder Kinder und Heranwachsende gegenseitig: Junge Soldaten, die vielleicht in einer anderen Zeitdimension miteinander fröhlich Fußball gespielt hätten, schießen sich in den Rücken, hängen den »Feind«, foltern und köpfen ihn. Damals wie heute.

Irgendwann während des Schreibens fällt bei mir der nächste, höchst persönliche, Groschen: was weiß ich eigentlich über meine eigene Familie? Nicht mal die Vornamen meiner Großeltern väterlicherseits kann ich erinnern. Sie spielten in meiner Herkunftsfamilie keine Rolle. Das waren eben nur die »Dahergeloofenen« aus den Ostgebieten. Für zwei Gratis-Probewochen melde ich mich online bei einem Ahnen-Suchportal an. Und versinke viel zu lang darin. Ich studiere Ankunfts-Passagierlisten von Ellis Island, New York. Auch Listen von Volkszählungen sind online einsehbar, ebenso wie die amerikanischen Sterbe-Verzeichnisse der Sozialversicherung (SSDI). Etliche Dittombées hatten sich also im Laufe des 20. und 19. Jahrhunderts aus Ostpreußen mit ihren Überseekoffern auf die Reise über den Ozean in das Ungewisse begeben. In den Highschool-Jahrbüchern mit Fotos aus den Sechzigerjahren meine ich, Ähnlichkeiten mit den Gesichtszügen meines Vaters erkennen zu können: hohe Stirn, schwere Lider, ein Silberblick in das Ungewisse, markante Nase. Nur biologische Marker, mehr nicht. Ich stöbere weiter in den Wohnanschriften in Manhattan. Ich war bislang nur zweimal in New York. Vielleicht bin ich zufällig an einem Verwandten oder an einer Wohnadresse vorbeigelaufen? Eine faszinierende Vorstellung, so unwahrscheinlich sie auch scheint, doch durchaus denkbar.

Auf der Website des Onlineprojekts Gefallenendenkmäler stoße ich auf Sterbelisten mit sieben Personen namens Dittombée vom 21. Januar 1945 im Landkreis Osterode im damaligen Ostpreußen. Die Anmerkungen dazu: »Zivilperson, von Russen getötet« oder: »Zivilperson, von Russen verschleppt und seitdem vermisst«. Hier ist der Punkt erreicht, an dem ich beschließe, diese Informationen nicht weiterzuverfolgen, sonst tauche ich immer tiefer. Nun kann ich diesen Sog, mehr und mehr über die Herkunft wissen zu wollen, etwas besser nachempfinden. Erst recht, wenn die originalen Stimmen schon längst verstummt sind. Mein Vater, Jahrgang 1942, starb, als ich 18 war. Für mich zu früh, um ihm die richtigen Fragen stellen zu können. Über seine Eltern, deren Fluchtgeschichte, seine Kindheit. Diese Stimme, dieser Familienzweig, ist verstummt, eine Erzählung in die nächste und übernächste Generation nicht möglich. Doch ich verstehe meine Gesprächspartner nun besser in ihrer Besessenheit in der Suche nach dem Gestern. Eine Suche, die irgendwann eine Eigendynamik entwickelt, sodass man nur schwer aussteigen kann. Der Ruf der Vergangenheit kann laut werden. Für mich ziehe ich erstmal die Handbremse.

Alle Erzähler in diesem Buch haben tiefer geschürft: Fotos aus diversen Jahrzehnten sortiert, in verstaubten Archiven gewühlt, mühsam Handschriften oder Geburtsregister in diversen Orten angefragt oder gar die Handlungsorte ihrer Vorfahren persönlich besucht. Welch eine Leistung, welch ein Berg an Wissen. All diese Mühe diente nicht nur dem eigenen Zweck – sich selbst besser zu verstehen –, sondern auch, um dieses Wissen weiterzugeben. Jede Wette: Wenn jeder so sorgfältig in der eigenen Vergangenheit nachforschen würde, hätten sehr viel mehr Menschen eine Ahnung von der Macht der Vergangenheit und dem Wissen darüber, wie stark die eigene Geschichte die individuellen und die universellen Gedanken in der Gegenwart beeinflussen können.

Anmerkungen

1 Jack-Peter Kurbjuweit: Das ist doch gar nicht dein Vater! Eine europäische Spurensuche, BoD 2018
2 Ebd.
3 Ebd.
4 Raffael Kalisch: Der resiliente Mensch. Wie wir Krisen erleben und bewältigen, Piper, München 2020
5 George A. Bonanno: Das Ende des Traumas. Wie das Wissen über Resilienz unser Traumaverständnis revolutioniert, Klett-Cotta, Stuttgart 2024
6 Raffael Kalisch: Der residierte Mensch. Wie wir Krisen erleben und bewältigen. Piper, München 2020, S. 66
7 Albert Camus: Hochzeit des Lichts. Aus dem Französischen von Peter Gan und Monique Lang, Arche, Zürich 2013
8 https://trotzdemda.de/
9 Barbara Stelzl-Marx, Silke Satjukow (Hg.): Besatzungskinder Die Nachkommen alliierter Soldaten in Österreich und Deutschland. Böhlau Verlag, Wien, Köln, Weimar 2015
10 Rainer Gries: Französische Besatzungskinder. In: Barbara Stelzl-Marx, Silke Satjukow (Hg.): Besatzungskinder. Die Nachkommen alliierter Soldaten in Österreich und Deutschland, Böhlau Verlag Wien, Köln, Weimar 2015
11 Elke Kleinau, Ingvill C. Mochmann (Hg.): Kinder des Zweiten Weltkrieges. Stigmatisierung, Ausgrenzung, Bewältigungsstrategien, Campus, Frankfurt a. M., New York 2016
12 Meggies »Brief an den toten Vater« wurde auch in der Ausstellung im Haus der Geschichte in Stuttgart zum Thema »Gier, Hass, Liebe. Eine Emotionen-Trilogie. 2022–2023« gezeigt.
13 Ingvill C. Mochmann, Sabine Lee, Barbara Stelzl-Marx: The Children of the Occupations. Born During the Second World War and Beyond. An Overview, GESIS – Leibniz Institute for the Social Sciences, 2009
14 Ebd.

15 Sabine Lee, Heide Glaesmer, Barbara Stelzl-Marx: Children Born of War. Past, Present, Future. Routledge, London, New York, 2021
16 https://russenkinder-distelblueten.de
17 Interview mit Prof. Dr. Heide Glaesmer, 7.11.2024
18 www.martin-textor.de und www.ipzf.de/adoption7.html
19 Interview mit Prof. Dr. Heide Glaesmer, 7.11.2024
20 Eleonore Dupuis: Befreiungskind. Edition Liaunigg e. U., Wien 2015
21 https://russenkinder-distelblueten.de/%C3%BCber%20uns/marianne
22 https://russenkinder-distelblueten.de/home/vatersuche/christina
23 Rolf Oerter, Leo Montada: Entwicklungspsychologie, Beltz, Weinheim 1995
24 https://knowunity.de/knows/paedagogik-identitaetsarbeit-nach-keupp-9f064577-1e88-437c-bc68-ca6800b07c69
25 Platons Gastmahl, verdeutscht von Rudolf Kassner, verlegt bei Eugen Diederichs, Jena 1922
26 www.uni-muenster.de/NiederlandeNet/nl-wissen/geschichte/zwangsarbeit/einsatz.html
27 https://trotzdemda.de/biografien/erika-van-santen-und-ton-maas/
28 David Barnouw: Die Niederlande im Zweiten Weltkrieg. Eine Einführung. Agenda Verlag, Münster 2010
29 https://trotzdemda.de/biografien/erika-van-santen-und-ton-maas/
30 www.zwangsarbeit-archiv.de
31 Ebd.
32 www.topfundsoehne.de/ts/de/index.html
33 www.museum-zwangsarbeit.de/
34 https://svenrohde.com/podcast-show/gefuehlserben-der-podcast/
35 https://flugtmuseum.dk/de/
36 Jean-Paul Sartre: Die Wörter. Autobiographische Schriften, Rowohlt, Reinbek bei Hamburg 1965
37 Gisela Heidenreich (Hg.): Born of War – Vom Krieg geboren. Europas verleugnete Kinder, Ch.Links Verlag, Berlin 2017
38 Tatjana Tönsmeyer: Unter deutscher Besatzung. Europa 1939–1945, C.H. Beck, München 2024
39 Gisela Heidenreich (Hg.): Born of War – Vom Krieg geboren. Europas verleugnete Kinder. Ch Links Verlag, Berlin 2017
40 www.nordschleswiger.dk/de/daenemark-deutschland/bundesverdienstkreuz-fuer-arne-oland
41 www.bbc.co.uk/programmes/b01s7v7b

42 Donald Woods Winnicott: Reifungsprozesse und fördernde Umwelt. Psychosozial Verlag, Gießen 2006
43 Heide Glaesmer, Silke Birgitta Gahleitner, Ingo Schäfer und Carsten Spitzer: Handbuch der Psychotraumatologie, Klett-Cotta, Stuttgart 2024, 5. überarbeitete Auflage
44 www.hessenschau.de/kultur/auschwitz-ueberlebt-rueckkehr-mit-familie-doku-zeichnet-flucht-einer-jungen-juedin-nach-v1,dokufilm-szepesi-100.html
45 Nadine Olonetzky: Wo geht das Licht hin, wenn der Tag vergangen ist, S. Fischer Verlag, Frankfurt a. M. 2024
46 https://arolsen-archives.org/stories/stolpersteine-fuer-familie-olonetzky/
47 Ebd.
48 Galit Atlas: Emotionales Erbe. Eine Therapeutin, ihre Fälle und die Überwindung familiärer Traumata, DuMont, Köln 2024
49 https://programm.ard.de/TV/arte/vererbte-narben/eid_2872427 2671862
50 Ebd.
51 www.flucht-vertreibung-versoehnung.de
52 www.kz-gedenkstaette-neuengamme.de/bildung/erwachsene/studientage/
53 www.werkgroepherkenning.nl/kenniscentrum/internationaal-bulletin
54 www.dachau-institut.de/psychologie/seelische_auswirkungen/taeter_und_nachkommen/die_panik_meiner_mutter/
55 Sven Rohde: Gefühlserben. Die geheime Macht und Kraft unserer Herkunft, Vandenhoeck + Ruprecht, Göttingen 2024
56 Ebd., S. 10 ff.
57 Max-Planck-Gesellschaft: www.mpg.de/562931/unbewusste-entscheidungen-im-gehirn
58 Gabriele Rosenthal: Sexuelle Gewalt in Kriegs- und Verfolgungszeiten. Biographische und transgenerationale Spätfolgen bei Überlebenden der Shoah, ihren Kindern und Enkeln. In: M. Fröse, I. Volpp-Teuscher (Hg.): Krieg, Geschlecht und Traumatisierung. Erfahrungen und Reflexionen in der Arbeit mit traumatisierten Frauen in Kriegs- und Krisengebieten, Iko Verlag, Berlin 1999
59 Sven Rohde: Gefühlserben. Die geheime Macht und Kraft unserer Herkunft, Vandenhoeck + Ruprecht, Göttingen 2024
60 Max-Planck-Institut für Immunbiologie und Epigenetik, www.mpg.de
61 Frank Luerweg: Psychotherapie für die Gene? In: Gehirn & Geist, 02.06.2020

62 www.ardaudiothek.de/episode/gespraeche/mdr-kultur-trifft-susanne-siegert/mdr-kultur/13128635/

63 www.youtube.com/@geschichteistjetzt

64 Wiedergabe der Zitate aus dem Interview mit Susanne Siegert mit freundlicher Genehmigung der Kollegen von www.reporterdesk.de

65 Sabine Lee, Heide Glaesmer, Barbara Stelzl-Marx (Hg): Children Born of War. Past, Present and Future, Routledge, London 2021

66 L. Alexander Metz: Und Vlado spricht doch Deutsch. Ein Bub sucht seinen Vater, BoD 2025, S. 9

67 Alexander Metz: So war's und ned anders. Der versteckte Bua, BoD 2015

68 Alexander Metz: Der zerbrochene Engel, BoD 2017

69 L. Alexander Metz: Und Vlado spricht doch Deutsch. Ein Bub sucht seinen Vater, BoD 2025

70 Ebd., S. 280

71 Ebd., S. 282

72 Ebd., S. 283

73 Ebd., S. 285